Pflege PRAXIS

D1920401

Stefanie Hellmann | Rosa Rößlein

Formulierungshilfen für Maßnahmenpläne nach der SIS®

BI und neue QPR beachten

Besser formulieren – besser abschneiden

schlütersche

Stefanie Hellmann ist Diplom-Pflegewirtin (FH), Dozentin, Heimleiterin und examinierte Altenpflegerin.

Rosa Rößlein ist Gerontologin (M. Sc.), Diplom-Pflegewirtin (FH), TQM-Auditorin, Mitarbeiterin beim MDK sowie examinierte Altenpflege- und Gesundheits- und Krankenpflegekraft.

»Die Kunst besteht darin, die Tagesstruktur/Maßnahmen-planung prägnant und verständlich zu formulieren. Wir bieten Ihnen deshalb praktikable Formulierungshilfen für die einzelnen Themenfelder der SIS® an.«

STEFANIE HELLMANN, ROSA RÖSSLEIN

Bibliografische Information der Deutschen Nationalbibliothek
Die Deutsche Nationalbibliothek verzeichnet diese Publikation in der Deutschen Nationalbibliografie; detaillierte bibliografische Daten sind im Internet über http://dnb.de abrufbar.

ISBN 978-3-8426-0831-3 (Print)
ISBN 978-3-8426-9045-5 (PDF)
ISBN 978-3-8426-9046-2 (EPUB)

Titelbild: Robert Kneschke - stock.adobe.com
Covergestaltung und Reihenlayout: Lichten, Hamburg
Druck und Bindung: Salzland Druck GmbH & Co. KG, Staßfurt

Inhalt

Vorwort

Sie arbeiten in Einrichtungen der ambulanten und (teil-) stationären Pflege und sind mit der SIS® bzw. der Maßnahmenplanung vertraut. Vielleicht haben auch Sie von Zeit von Zeit eine große Frage:

Wie und was soll ich erfassen, damit die Tagesstruktur/Maßnahmenplanung die Individualität des Bewohners/Pflegebedürftigen abbildet?

Unsere Antwort: Die Kunst besteht darin, die Tagesstruktur/Maßnahmenplanung prägnant und verständlich zu formulieren. Wir bieten Ihnen deshalb praktikable Formulierungshilfen für die einzelnen Themenfelder der SIS® an. Damit wird es Ihnen künftig leichter fallen, den Bewohner/Pflegebedürftige mit seinen individuellen Facetten abzubilden.

Für stationäre Einrichtungen kommt die Einführung der neuen Qualitätsprüfungs-Richtlinien (QPR) seit dem 1. November 2019 hinzu. Diese gestaltet das System der internen/externen Qualitätssicherung und der Qualitätsdarstellung grundlegend neu. Die ambulanten Pflegedienste und die Tagespflege-Einrichtungen erleben zwar auch neue Qualitätsprüfungen, aber unter anderen Voraussetzungen.

Allen anderen möchten wir hier die QPR stationär mit den Ergebnisindikatoren vorstellen. Wir gehen dabei kurz auf die SIS®, das Begutachtungsinstrument (BI) und ihre Verknüpfung mit der neuen QPR ein. Danach folgen die Formulierungshilfen, die nach den Themenfeldern der SIS® strukturiert sind. Das BI und die neue QPR stationär mit ihren Qualitätsbereichen werden integriert.

Wir möchten Ihnen als Pflegefachkräfte ein Buch an die Hand geben, mit dem Sie sicher und schnell nach den aktuellen Vorgaben eine Tagesstruktur/Maßnahmenplanung umsetzen können.

Bitte vergessen Sie nicht, dass immer die Individualität, die Wünsche und Bedürfnisse jedes einzelnen Menschen zu beachten sind. Unsere Formulierungshilfen verstehen wir als Bespiele, als Anregungen für Ihre Arbeit. Im Umkehrschluss bedeutet das für Sie: Sie müssen diese Formulierungen an die Individualität des einzelnen Bewohners/Pflegebedürftigen, auf seine Lebenswelt und seine Bedürfnisse anzupassen.

Info

Unser Buch gliedert sich in drei Teile:

1. Vorstellung der neuen QPR stationär
2. SIS® und die Verknüpfung mit dem BI und der neuen QPR stationär
3. Formulierungshilfen

1 Die neue QPR stationär

Die neue QPR stationär ist seit dem 1. November 2019 die verbindliche Grundlage zur Prüfung der Qualität in vollstationären Pflegeeinrichtungen einschließlich sogenannter eingestreuter Kurzzeitpflegeplätze sowie in Einrichtungen der solitären Kurzzeitpflege. In bestem »Amtsdeutsch« heißen die neuen QPR »Richtlinien des GKV-Spitzenverbandes für die Qualitätsprüfungen in Pflegeeinrichtungen nach § 114 SGB XI – Vollstationäre Pflege«. Wir belassen es in diesem Buch bei »QPR stationär«.

Das System der internen/externen Qualitätssicherung und der Qualitätsdarstellung ist grundlegend neu gestaltet worden. Seit Oktober 2019 erheben die Einrichtungen halbjährlich intern Qualitätsdaten zur Versorgung ihrer Bewohner, die »Ergebnisindikatoren«. Diese senden sie an die Datenauswertungsstelle (DAS), wo die Daten auf statistische Plausibilität geprüft und ausgewertet werden.

Die DAS vergleicht die Ergebnisindikatoren jeder Einrichtung mit den Daten aller Heime bundesweit. Jede Einrichtung erhält einen Bericht, der darüber informiert, ob sie besser oder schlechter als der Durchschnitt ist und in welchen Bereichen womöglich Verbesserungsbedarf besteht. Dieser Bericht geht auch an den MDK und ist dort Grundlage für die Qualitätsprüfung[1].

---

1 MDS e.V. (2019): Fragen und Antworten zum neuen Qualitäts- und Prüfsystem für Pflegeheime ab Oktober 2019, S. 2, im Internet: https://www.mds-ev.de/themen/pflegequalitaet/qualitaetspruefungen.html

Info
Alle Mitarbeiterinnen und Mitarbeiter sind über die neuen QPR stationär zu informieren, darauf vorzubereiten und zu schulen.

Das neue System enthält drei Bausteine (▶ Abb. 1).

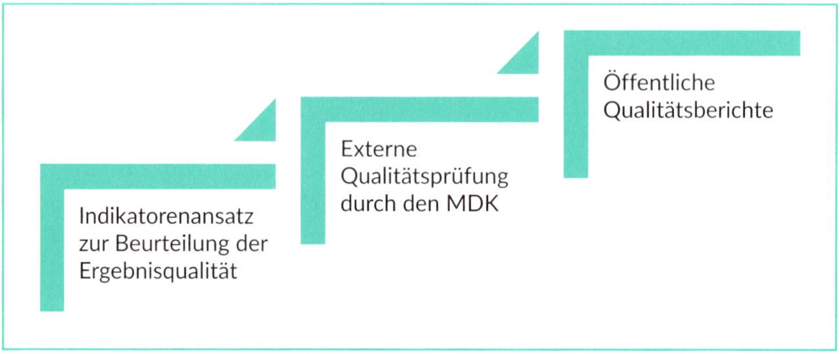
Öffentliche Qualitätsberichte
Externe Qualitätsprüfung durch den MDK
Indikatorenansatz zur Beurteilung der Ergebnisqualität

Abb. 1: Die drei Bausteine der Qualität.

1.1 Die Ergebnisindikatoren und die Plausibilitätsprüfung

Im Rahmen der QPR stationär muss jede stationäre Pflegeeinrichtung im Abstand von sechs Monaten für ihre Bewohner eine »Ergebniserfassung« erheben. Diese Ergebniserfassung ist Grundlage zur Berechnung der Indikatoren zur Beurteilung der Ergebnisqualität in der Pflegeeinrichtung.

Im Mittelpunkt des Indikatorensatzes stehen die Fragen nach der Selbstständigkeit sowie die gesundheitliche Entwicklung des Bewohners. Dabei werden zu ausgewählten Qualitätsaspekten Daten über bestimmte Versorgungssituationen gewonnen. Die stationären Pflegeeinrichtungen können diese Daten zur Ergebnisqualität ebenso für ihr internes Qualitätsmanagement nutzen, denn hier werden Stärken und Schwächen der Versorgung aufgezeigt. Zudem kann die Wirkung von Maßnahmen zur Qualitätsverbesserung regelmäßig beurteilt werden[2]

In der Tabelle[3] (▶ Tab. 1) geben wir Ihnen einen Überblick über die Qualitätsbereiche und die dazugehörigen Indikatoren, die zweimal im Jahr erhoben werden.

Tab. 1: Die 10 Indikatoren zur Messung der Ergebnisqualität aus drei Qualitätsbereichen

Qualitätsbereich 1: Erhalt und Förderung von Selbstständigkeit	Qualitätsbereich 2: Schutz vor gesundheitlichen Schädigungen und Belastungen	Qualitätsbereich 3: Unterstützung bei spezifischen Bedarfslagen
1 Erhaltene Mobilität*	4 Dekubitusentstehung*	7 Durchführung eines Integrationsgesprächs
2 Erhaltene Selbstständigkeit bei Alltagsverrichtungen*	5 Schwerwiegende Sturzfolgen*	8 Anwendung von Gurten
3 Erhaltene Selbstständigkeit bei der Gestaltung des Lebensalltags	6 Unbeabsichtigter Gewichtsverlust*	9 Anwendung von Bettseitenteilen
		10 Aktualität der Schmerzeinschätzung

* Zwei Kennzahlen für jeweils eine Risikogruppe, z. B. für kognitiv eingeschränkte Menschen

2 Vgl. MUG (Maßstäbe und Grundsätze für die Qualität, die Qualitätssicherung und -darstellung sowie für die Entwicklung eines einrichtungsinternen Qualitätsmanagements nach § 113 SGB XI in der vollstationären Pflege vom 23. 11. 2018, zuletzt geändert in Anlage 3 am 30. 07. 2019), Anlage 1, S. 1 ff., im Internet: https://www.mds-ev.de/aktuell/aktuelle-meldungen/2019-10-30.html

3 Ebd., Anlage 3, S. 29 ff.

Diese Daten muss jede Einrichtung nun alle sechs Monate erheben und der Datenauswertungsstelle (DAS) übermitteln. Sog. Qualitätskennzahlen (Indikatoren) geben dann an, ob eine Einrichtung im Vergleich zu anderen Einrichtungen besser oder schlechter ist: *»Ein Indikator stellt also dabei immer eine Verhältniszahl dar. Erhoben werden zehn Indikatoren aus drei Qualitätsbereichen.«*[4]

Beispiel **Drei Einrichtungen – ein Durchschnitt**

Jede von drei Einrichtungen eines Trägers erhebt den Indikator »Erhaltung der Mobilität«. Eine Einrichtung meldet als Indikatorergebnis: »Bei 80,7 Prozent der versorgten Personen konnte die Mobilität erhalten werden.« Nun melden auch die beiden anderen Einrichtungen ihre Prozentzahlen – und als Durchschnitt aller drei Einrichtungen ergibt sich, dass bei 88,4 Prozent aller Heimbewohner die Mobilität erhalten werden konnte.*

* Vgl. Kiefer G, Kücking M (2018): Neues Qualitätssystem in der stationären Pflege. Im Internet: https://www.mdsev.de/presse/pressemitteilungen/2018/2018-11-21.html

»Die Bewertung der Kennzahlen, d. h. die Zuordnung einer Qualitätsbewertung zu einer Kennzahl erfolgt mit Hilfe von Referenzwerten und einer fünfstufigen Systematik:

1. *Ergebnisqualität liegt weit über dem Durchschnitt*
2. *Ergebnisqualität liegt leicht über dem Durchschnitt*
3. *Ergebnisqualität liegt nahe beim Durchschnitt*
4. *Ergebnisqualität liegt leicht unter dem Durchschnitt*
5. *Ergebnisqualität liegt weit unter dem Durchschnitt«*[5]

---

[4] Vgl. https://www.aok-verlag.info/de/news/Neues-Verfahren-fuer-Qualitaetspruefungen-in-der-Pflege-ab-Herbst-2019/226/

[5] Vgl. Kiefer G, Kücking M (2018): Neues Qualitätssystem in der stationären Pflege. Im Internet: https://www.mds-ev.de/presse/pressemitteilungen/2018/2018-11-21.html

1.2 Die prüfungsrelevanten Qualitätsbereiche

Bei der externen Qualitätsprüfung findet in der stationären Pflegeeinrichtung wie bisher eine Qualitätsprüfung statt. Doch die Prüfungsinhalte und die Methodik haben sich geändert.

Zur externen Qualitätsprüfung kommen entweder die Qualitätsprüfer des MDK oder der privaten Krankenkassen in die Einrichtung und sprechen u. a. mit ausgewählten Bewohnerinnen und Bewohner. Dazu erfolgt eine Stichprobenauswahl bei neun Bewohnerinnen und Bewohner (stationär), von denen sechs aufgrund der von der Einrichtung gemeldeten Indikatoren ausgewählt werden. Ebenfalls im Rahmen dieser externen Qualitätsprüfung erfolgt eine Plausibilitätskontrolle der Ergebnisse. Das Endergebnis dieser Kontrolle wird auch der Pflegekasse übermittelt. Die ermittelten Daten werden zusammengefasst und aufbereitet. Die aufbereiteten Ergebnisse werden dann im Internet veröffentlicht.

Die Prüfer erheben 24 prüfrelevante Qualitätsaspekte (in sechs Bereichen) (▶ Abb. 2). Die einzelnen Qualitätsaspekte finden sich in den einzelnen Themenfeldern der Formulierungshilfen wieder.

Die Qualitätsbereiche 1–4 erfassen auf der individuellen Ebene die personenbezogene Versorgung. In den Qualitätsbereichen 5 und 6 wird die Einrichtungsebene erfasst.

Die bewohnerbezogenen Aspekte rücken bei der Qualitätsprüfung in den Vordergrund. Die Strukturkriterien treten in den Hintergrund. Die Bewertungsfragen zielen darauf ab, ob für die versorgte Person negative Folgen oder Risiken entstanden sind, die die Einrichtung zu vertreten hat.

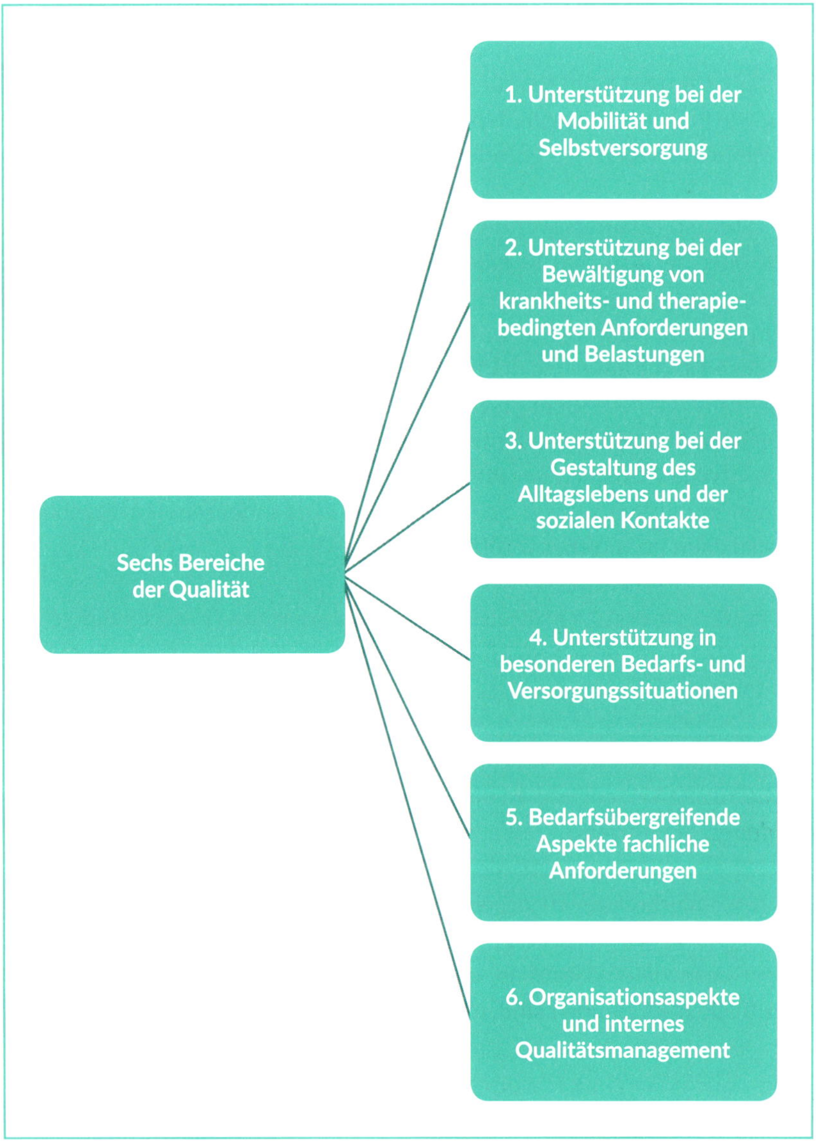
Sechs Bereiche der Qualität
1. Unterstützung bei der Mobilität und Selbstversorgung
2. Unterstützung bei der Bewältigung von krankheits- und therapiebedingten Anforderungen und Belastungen
3. Unterstützung bei der Gestaltung des Alltagslebens und der sozialen Kontakte
4. Unterstützung in besonderen Bedarfs- und Versorgungssituationen
5. Bedarfsübergreifende Aspekte fachliche Anforderungen
6. Organisationsaspekte und internes Qualitätsmanagement

Abb. 2: Die sechs Qualitätsbereiche.

1

Wichtig **Negative Folgen**

Was unter negativen Folgen zu verstehen ist, ist klar definiert und von zentraler Bedeutung für das Prüfverfahren. Dieser Begriff umfasst Sachverhalte, wie z. B. dass

- die versorgte Person eine gesundheitliche, körperliche Schädigung erlitten hat, die durch das unsachgemäße Handeln eines Mitarbeiters entstanden ist, wie z. B. Entstehung eines Dekubitus infolge fehlender Dekubitusprophylaxe oder eine Wundinfektion wegen Nichteinhaltung von Hygienevorschriften,
- die Versorgung nicht dem Bedarf der versorgten Person entspricht, auch wenn keine sichtbaren gesundheitlichen Nachteile entstanden sind, wie z. B. fehlende Mobilisierung von bettlägerigen Bewohnern oder unzureichende Körperpflege bei unselbstständigen Bewohnern,
- die Versorgung nicht bedürfnisgerecht erfolgt wie z. B. die regelmäßige Missachtung von ausdrücklich geäußerten/dokumentierten Wünschen des Bewohners.*

* QPR stationär, S. 120 ff.

Die Qualitätsprüfung erfolgt grundsätzlich unter Beachtung der Grenzen, die den Einwirkungsmöglichkeiten der Einrichtung und ihrer Mitarbeiter gesteckt sind. Diese Grenzen ergeben sich z. B. durch

- die Bereitschaft der versorgten Person, die Hinweise der Mitarbeiter der Einrichtung anzunehmen,
- die Fähigkeit der versorgten Person, im Rahmen der pflegerischen Unterstützung zu kooperieren,
- die Versorgung durch externe Kooperationspartner,
- unrealistische Erwartungen an die Versorgung.[6]

[6] Vgl. QPR stationär, S. 121

1.3 Verknüpfungen zwischen QPR stationär, BI und SIS®

Das Begutachtungsinstrument (BI) wirkt sich auf die Gestaltung der QPR stationär und das Prüfverfahren aus. Die Struktur der Qualitätsbereiche der QPR stationär folgt in weiten Teilen der Struktur der Module aus dem Begutachtungsinstrument und spiegelt sich in der SIS® wider. Zudem erfolgt die Zusammenstellung der Personenstichprobe anhand der Kriterien der Module 1 (Mobilität) und 2 (kognitive und kommunikative Fähigkeiten) des BI.

Die Prüfung deckt alle Lebensbereiche der versorgten Person/des Pflegebedürftigen ab (▶ Tab. 2). Hier sind die Module des BI den Qualitätsbereichen der QPR gegenüberstellt sowie die Einbindung der SIS® integriert.

Zum Themenfeld 6 der SIS® Wohnen/Häuslichkeit gibt es keinen expliziten Qualitätsbereich, der in der QPR stationär integriert ist. Selbstverständlich sind aber die in der MUG hinterlegten grundlegenden Anforderungen im Kontext der Unterkunft und Verpflegung bzw. der Hausreinigung und Wäscheversorgung zu erbringen.

Tab. 2: Gegenüberstellung von QPR, SIS® und BI

QPR stationär	SIS®	BI
QB 1 Unterstützung bei Mobilität und Selbstversorgung	Themenfeld 4 Selbstversorgung	Modul 4 Selbstversorgung
QB 2 Unterstützung bei Bewältigung von krankheits- und therapiebedingten Anforderungen und -belastungen	Themenfeld 3 Krankheitsbezogene Anforderungen und -belastungen	Modul 5 Umgang mit krankheitsspezifischen/therapiebedingten Anforderungen
QB 3 Unterstützung bei der Gestaltung des Alltagslebens und der sozialen Kontakte	Themenfeld 5 Leben in sozialen Beziehungen	Modul 3 Verhaltensweisen und psychische Problemlagen Modul 6 Gestaltung des Alltagslebens und sozialer Kontakte

QPR stationär	SIS®	BI
QB 4 Unterstützung in besonderen Bedarfs- und Versorgungssituationen	Themenfeld 1 Kognitive und kommunikative Fähigkeiten (hier sind auch Verhaltensweisen und psychische Problemlagen integriert)	Modul 2 Kognitive und kommunikative Fähigkeiten Modul 3 Verhaltensweisen und psychische Problemlagen
QB 5 Bedarfsübergreifende fachliche Anforderungen	Hier sind die Aspekte unabhängig von der konkreten Ausprägung des individuellen Hilfebedarfs bei pflegerischen Maßnahmen zu beachten. Die Bewertungen beruhen auf den Feststellungen die in den QB 1–4 gemacht wurden. Eine Zusätzliche Erhebung ist nicht vorgesehen. Die Qualitätsaspekte des QB 5 sind: 5.1 Abwehr von Risiken und Gefährdungen 5.2 Biografie orientierte Unterstützung	
QB 6 Einrichtungsinterne Organisation und Qualitätsmanagement	Dieser Bereich beinhaltet Sachverhalte, die auf der Ebene der Struktur- und Ablauforganisation, also nicht auf der Ebene der versorgten Person, zu prüfen sind. Im Mittelpunkt steht die Frage, ob grundlegende Voraussetzungen der pflegerischen gewährleistet sind. Die Qualitätsaspekte des Qualitätsbereiches 6 lauten: 6.1 Qualifikation und Aufgabenwahrnehmungen durch die verantwortliche Pflegefachkraft 6.2 Begleitung Sterbender und ihre Angehörigen 6.3 Maßnahmen zur Vermeidung und zur Behebung von Qualitätsdefiziten	

1.4 Informationsgrundlagen zur Qualitätsbeurteilung

Die Informationsgrundlagen für die Qualitätsbeurteilung sind die Inaugenscheinnahme und das Gespräch mit der versorgten Person/dem Bewohner, das Fachgespräch mit den Mitarbeitern sowie Beobachtungen und die Pflegedokumentation.

Fazit **Die Informationsquellen im Überblick**

- Gespräch mit und Inaugenscheinnahme des ausgewählten Bewohners,
- Fachgespräch mit den Mitarbeitern der Einrichtung,
- Zufällige Beobachtungen während der Prüfung,
- Pflegedokumentation und weitere Unterlagen,
- Gesonderte Dokumentation, die die Einrichtung im Rahmen des internen Qualitätsmanagements oder zur Prüfungsvorbereitung erstellt hat,
- Einrichtungsinterne Konzepte oder Verfahrensanweisungen zur Erbringung einer fachgerechten Pflege.

Das Fachgespräch wurde aufgewertet und dient nun – neben der Dokumentation – als gleichwertige Informationsquelle. Auf Seiten der Pflegeeinrichtung setzt dies voraus, dass dieses Gespräch durch Mitarbeiter erfolgen soll, die den Bewohner gut kennen. Zudem sollten sie über ein hohes Maß an Fachlichkeit verfügen.

Wichtig ist allerdings, dass die mündlichen Schilderungen für alle Beteiligten fachlich nachvollziehbar sind und ein stimmiges Bild ergeben.

Im Rahmen der Qualitätsprüfung ist es nicht zwingend erforderlich, dass in jedem Fall alle Informationsquellen genutzt werden. Dies entscheidet der Qualitätsprüfer je nach Einzelfall. Ist z. B. auf Basis der Inaugenscheinnahme und des Fachgesprächs ein eindeutiges Bild der Versorgung erkennbar, ist die Hinzuziehung der Dokumentation nicht zwingend erforderlich. Liegen beispielsweise schlechte Indikatorenergebnisse vor, so kann eine vertiefte Nutzung aller Informationsquellen angezeigt sein.[7]

---

[7] MDS & MDK (2019): Fachinformation – Die neuen Qualitätsprüfungen in der vollstationären Pflege. Essen, S. 8 f. Im Internet: https://www.mds-ev.de/themen/pflegequalitaet/qualitaetspruefungen.html

2 Die SIS® und ihre Verknüpfung mit dem BI und der neuen QPR stationär

Wie schon dargestellt folgt die Struktur der Qualitätsbereiche der QPR stationär in weiten Teilen der Struktur der Module aus dem BI und spiegelt sich in der SIS® wider. Deshalb zeigen wir Ihnen in den nachfolgenden Tabellen die Zusammenhänge zwischen SIS®, BI und QPR stationär auf.

2.1 Kognition und Kommunikation

Tab. 3: SIS®-Themenfeld »Kognition und Kommunikation« und BI und QPR

SIS®-Themenfeld 1	BI-Module 2 und 3	QPR, QB 3 und 4
Kognitive & kommunikative Fähigkeiten	**Modul 2** **Kognitive & kommunikative Fähigkeiten**	**QB 3.1** **Unterstützung bei Beeinträchtigungen der Sinneswahrnehmung**
• Orientierung: zeitlich, örtlich, persönlich • Risiken/Gefahren erkennen • Herausforderndes Verhalten erkennen • Mehrschrittige Alltagshandlungen ausführen • Entscheidungen im Alltagsleben zu treffen • Sachverhalte/Informationen verstehen	• Erkennen von Personen aus der näheren Umgebung • Örtliche/zeitliche Orientierung • Erinnern an wesentliche Ereignisse oder Beobachtungen • Steuern von mehrschrittigen Alltagshandlungen • Treffen von Entscheidungen im Alltag	• Wurden Beeinträchtigungen des Seh- oder Hörvermögens erfasst und in ihren Folgen für den Lebensalltag zutreffen eingeschätzt (einschließlich ihrer Bedeutung für gesundheitliche Risiken)? • Werden Maßnahmen ergriffen, um die Beeinträchtigungen des Seh- oder Hörvermögens zu kompensieren?

SIS®-Themenfeld 1	BI-Module 2 und 3	QPR, QB 3 und 4
• Fähigkeiten elementare Bedürfnisse mitteilen • Bitten/Aufforderungen verstehen • Sich an ein Gespräch beteiligen	• Verstehen von Sachverhalten und Informationen • Erkennen von Risiken und Gefahren • Mitteilen von elementaren Bedürfnissen • Verstehen von Aufforderungen • Beteiligen an einem Gespräch	• Werden geeignete Hilfsmittel zur Kompensation der Beeinträchtigung des Seh- oder Hörvermögens eingesetzt?
	Modul 3: Verhaltensweisen und psychische Problemlagen	**3.3 Nächtliche Versorgung**
	• Motorisch geprägte Verhaltensauffälligkeiten • Nächtliche Unruhe • Selbstschädigendes und autoaggressives Verhalten • Beschädigen von Gegenständen • Physisch aggressives Verhalten gegen über andere Personen • Verbale Aggression • Andere pflegerelevante vokale Auffälligkeiten • Abwehr pflegerischer oder anderer unterstützender Maßnahmen • Wahnvorstellungen • Ängste • Antriebslosigkeit bei depressiver Stimmungslage • Sozial inadäquate Verhaltensweisen • Sonstige pflegerelevante inadäquate Handlungen	• Liegt eine aussagekräftige Bedarfseinschätzung und Maßnahmenplanung für die nächtliche Versorgung vor? • Wird bei bestehenden Ein- und Durchschlafschwierigkeiten eine darauf ausgerichtete Unterstützung geleistet? • Berücksichtigt die Maßnahmenplanung besondere Risikosituationen während der Nacht (z. B. bei Personen mit motorisch geprägten Verhaltensauffälligkeiten)?

SIS®-Themenfeld 1	BI-Module 2 und 3	QPR, QB 3 und 4
		QB 4.3 Unterstützung von versorgten Personen mit herausfordernd erlebten Verhalten und psychischen Problemlagen
		• Erfolgten eine Erfassung der Verhaltensweisen der versorgten Person und eine darauf aufbauende Einschätzung, ob aus dem Verhalten ein Unterstützungsbedarf erwächst? • Wurden verhaltenswirksame Faktoren identifiziert und Maßnahmen eingeleitet, um diese Faktoren zu begrenzen oder zu kompensieren? • Erhält die versorgte Person eine geeignete Unterstützung, um trotz der Verhaltensproblematik Bedürfnisse zu befrieden und Wohlbefinden zu erleben?

2.2 Mobilität und Beweglichkeit

Tab. 4: SIS®-Themenfeld »Mobilität und Beweglichkeit« und BI und QPR

SIS®-Themenfeld 2	BI-Modul 1	QPR, QB 1 und 4
Mobilität & Beweglichkeit	**Mobilität**	**1.1 Unterstützung im Bereich der Mobilität**
• Fortbewegung über kurze Strecken • Fähigkeiten zur Fortbewegung • Lageveränderung des Körpers (Positionswechsel, stabile Sitzposition, selbstständiges Aufstehen/Umsetzen, Transfers) • Fortbewegung innerhalb des Wohnbereichs • Treppensteigen • Nutzung von Hilfsmitteln • Freiheitsentziehende Maßnahme	• Positionswechsel im Bett • Halten einer stabilen Sitzposition • Umsetzen • Fortbewegung innerhalb des Wohnbereichs • Treppensteigen • Besondere Bedarfskonstellation: Gebrauchsunfähigkeit beider Arme und Beine	• Entspricht die Unterstützung bei der Mobilität dem individuellen Bedarf der versorgten Person? • Erhält die versorgte Person, wenn sie es wünscht, Unterstützung für Aufenthalte im Freien? • Wurden die vorliegenden Mobilitätsbeeinträchtigungen bei der Einschätzung gesundheitlicher Risiken berücksichtigt? • Entspricht die Unterstützung im Bereich der Mobilität den Erfordernissen, die aus der individuellen Risikosituation erwachsen? • Werden zielgerichtete Maßnahmen zur Erhaltung und Förderung der Mobilität durchgeführt, die auf die noch vorhandenen Fähigkeiten und Bedürfnisse der versorgten Person abgestimmt sind?
		4.4 Freiheitsentziehende Maßnahmen
		• Wird/wurde die Notwendigkeit der eingesetzten freiheitsentziehende Maßnahme/n regelmäßig überprüft? • Erfolgt/e der Einsatz der Maßnahme/n fachgerecht?

2.3 Krankheitsbezogene Anforderungen und Belastungen

2

Tab. 5: SIS®-Themenfeld 3 »Krankheitsbezogene Anforderungen und Belastungen« und BI und QPR

SIS®-Themenfeld 3	BI-Module 5 und 3	QPR, QB 2
Individuelle krankheitsbedingte Belastungsfaktoren wie z. B. psychische und physische Faktoren, die den Alltag beeinflussen	**Modul 5: Bewältigung von und selbstständiger Umgang mit krankheits- oder therapiebedingten Anforderungen und Belastungen**	**2.1 Medikamentöse Therapie**
• Schmerzen • Bewegungseinschränkungen • Unter-/Überzuckerung • Antriebslosigkeit • Atemnot	• Medikation • Injektionen • Versorgung intravenöse Zugänge (z. B. Port) • Absaugen und Sauerstoffgabe • Einreibungen sowie Kälte- und Wärmeanwendungen • Messung und Deutung von Körperzuständen • Körpernahe Hilfsmittel • Verbandwechsel und Wundversorgung • Versorgung mit Stoma • Regemäßige Einmalkatheterisierung und Nutzung von Abführmethoden • Therapiemaßnahmen in häuslicher Umgebung • Zeit- technikintensive Maßnahmen in häuslicher Umgebung • Arztbesuche • Besuche anderer medizinischer oder therapeutischer Einrichtung (länger als 3 Std.) • Einhalten einer Diät oder anderer krankheits- oder therapiebedingter Verhaltensvorschriften	• Entspricht die Unterstützung bei der Medikamenteneinnahme der ärztlichen An- bzw. Verordnung? • Erfolgt die Lagerung und Vorbereitung der Medikamente fachgerecht? • Erhält die versorgte Person die ihrem Bedarf entsprechende Unterstützung zur Einnahme/Applikation der Medikamente? • Entspricht die Kommunikation mit der Ärztin oder dem Arzt den individuellen Erfordernissen?

SIS®-Themenfeld 3	BI-Module 5 und 3	QPR, QB 2
Therapiebedingte Anforderungen/ Belastungen und deren Folgen wie z. B.	**Modul 3: Verhaltensweisen und psychische Problemlagen**	**2.2 Schmerzmanagement**
• Zeitaufwendige Wundbehandlung • Physikalische Therapien, die einen Zeitplan erfordern oder Schmerzen mit sich bringen • Regelmäßiger Besuch bei der Dialyse	siehe SIS®-Themenfeld 1	• Ist die Schmerzsituation der versorgten Person fachgerecht erfasst worden? • Erhält die versorgte Person eine fachgerechte Unterstützung zur Schmerzbewältigung?
Die Kooperation der pflegebedürftigen Person oder Handlungsbedarf z. B.		**2.3 Wundversorgung**
• Beim Einsatz von Hilfsmitteln, z. B. Sauerstoffgerät, Absauggerät • Bei der Medikamenteneinnahme		• Wurde die Wundversorgung fachgerecht erfasst? • Erhält die versorgte Person eine fachgerechte Unterstützung bei der Wundversorgung?
Evtl. Unterstützung bei der Bewältigung von Phänomenen (z. B. Schmerz) oder deren Kompensation wie z. B.		**2.4 Unterstützung bei besonderen medizinischen-pflegerischen Bedarfslagen**
• Unterstützung im Bereich der Selbstversorgung/Tagesgestaltung • Anleiten, Beratung, Schulung zu Bewältigungsstrategien		• Werden die Maßnahmen entsprechend der ärztlichen An- bzw. Verordnung erbracht?

SIS®-Themenfeld 3	BI-Module 5 und 3	QPR, QB 2
		• Ist im Bedarfsfall (z. B. bei gesundheitlichen Veränderungen oder kurz vor Ablauf des An- bzw. Verordnungszeitraums) eine Kommunikation mit der verordnenden Ärztin oder dem verordnenden Arzt erkennbar? • Entspricht die Durchführung der Maßnahme dem aktuellen Stand des Wissens und etwaigen Anforderungen im Einzelfall?
		2.5 Unterstützung bei der Bewältigung von sonstigen therapiebedingten Anforderungen
		• Werden Maßnahmen entsprechend den ärztlichen An- bzw. Verordnung durchgeführt? • Ist im Bedarfsfall eine Kommunikation mit der verordnenden Ärztin oder dem verordnenden Arzt erkennbar? • Entspricht die Durchführung der Maßnahme dem aktuellen Stand des Wissens und etwaigen besonderen Anforderungen im Einzelfall?

SIS®-Themenfeld 3	BI-Module 5 und 3	QPR, QB 2
		4.4 Freiheitsentziehende Maßnahmen
		• Wird/wurde die Notwendigkeit der eingesetzten freiheitsentziehende Maßnahme/n regelmäßig überprüft? • Erfolgt/e der Einsatz der Maßnahme/n fachgerecht?

2.4 Selbstversorgung

Tab. 6: SIS®-Themenfeld 4 »Selbstversorgung« und BI und QPR

SIS®-Themenfeld 4	BI-Modul4	QPR, QB 1 und 3
Selbstversorgung	**Selbstversorgung**	**1.1 Unterstützung im Bereich der Mobilität**
Körperpflege oder sich kleiden • Fähigkeit, Körperpflege selbst durchzuführen, z. B. Zahnpflege, duschen, Haare waschen • Fähigkeit, sich selbst an- und auszuziehen, z. B. Kleidung selbst auszuwählen	• Waschen des vorderen Oberkörpers • Körperpflege im Bereich des Kopfes • Waschen des Intimbereichs • Duschen/Baden einschließlich Waschen der Haare • An- und Auskleiden des Oberkörpers • An- und Auskleiden des Unterkörpers	• Entspricht die Unterstützung bei der Mobilität dem individuellen Bedarf der versorgten Person? • Erhält die versorgte Person, wenn sie es wünscht, Unterstützung für Aufenthalte im Freien? • Wurden die vorliegenden Mobilitätsbeeinträchtigungen bei der Einschätzung gesundheitlicher Risiken berücksichtigt?

SIS®-Themenfeld 4	BI-Modul4	QPR, QB 1 und 3
	• Mundgerechtes Zubereiten der Nahrung und Eingießen von Getränken • Essen • Trinken • Benutzen einer Toilette oder eines Toilettenstuhls • Bewältigen der Folgen einer Harninkontinenz und Umgang mit Dauerkatheter und Urostoma • Bewältigen der Folgen einer Stuhlinkontinenz und Umgang mit Stoma • Ernährung parenteral oder über Sonde	• Entspricht die Unterstützung im Bereich der Mobilität den Erfordernissen, die aus der individuellen Risikosituation erwachsen? • Werden zielgerichtete Maßnahmen zur Erhaltung und Förderung der Mobilität durchgeführt, die auf die noch vorhandenen Fähigkeiten und Bedürfnisse der versorgten Person abgestimmt sind?
Ernährung		**1.2 Unterstützung bei der Ernährung und Flüssigkeitsversorgung**
• Fähigkeit, Essen und Trinken selbst zu richten und einzunehmen • Art der Nahrung und Trinkaufnahme		• Sind die Ernährungssituation inkl. Flüssigkeitsversorgung der versorgten Person sowie die Selbstständigkeit der versorgten Person in diesem Bereich fachgerecht erfasst worden? • Erfolgt eine ausreichende, bedürfnisgerechte Unterstützung der versorgten Person bei der Nahrungs- und Flüssigkeitsaufnahme? • Werden erforderliche Hilfsmittel zur Unterstützung der Ernährung und Flüssigkeitsaufnahme fachgerecht eingesetzt?

SIS®-Themenfeld 4	BI-Modul4	QPR, QB 1 und 3
Ausscheiden		**1.3 Unterstützung bei Kontinenzverlust, Kontinenzförderung**
• Fähigkeit, Toilettengänge selbstständig auszuführen • Störungen im Bereich Ausscheidung wie z. B. Obstipation • Toilettentraining oder Transfers auf die Toiletten • Inkontinenzhilfen nicht richtig einsetzen wie z. B. Einlagen		• Wurde die Kontinenz der versorgten Person zutreffend erfasst? • Werden geeignete Maßnahmen zum Kontinenzerhalt, zur Unterstützung bei Kontinenzverlust oder beim Umgang mit künstlichen Ausgängen durchgeführt? • Werden erforderliche Hilfsmittel fachgerecht eingesetzt?
		1.4 Unterstützung bei der Körperpflege
		• Werden bedarfsgerechte Maßnahmen zur Unterstützung bei der Körperpflege durchgeführt? • Wurden etwaige Auffälligkeiten des Hautzustands beurteilt und wurde auf diese Auffälligkeiten fachgerecht reagiert? • Werden bei der Körperpflege Wünsche der versorgten Person, das Selbstbestimmungsrecht und der Grundsatz der Wahrung der Intimsphäre berücksichtigt?

SIS®-Themenfeld 4	BI-Modul4	QPR, QB 1 und 3
		3.3 Nächtliche Versorgung
		• Liegt eine aussagekräftige Bedarfseinschätzung und Maßnahmenplanung für die nächtliche Versorgung vor? • Wird bei bestehenden Ein- und Durchschlafschwierigkeiten eine darauf ausgerichtete Unterstützung geleistet? • Berücksichtigt die Maßnahmenplanung besondere Risikosituationen während der Nacht (z. B. bei Personen mit motorisch geprägten Verhaltensauffälligkeiten)?

2

2.5 Leben in sozialen Beziehungen

Tab. 7: SIS®-Themenfeld 5 »Leben in sozialen Beziehungen« und BI und QPR

SIS®-Themenfeld 5	BI-Module 6 und 7	QPR, QB 3
Leben in sozialen Beziehungen	**Modul 6 Gestaltung des Alltagslebens und sozialer Kontakte**	**3.2 Unterstützung bei der Tagesstrukturierung, Beschäftigung und Kommunikation**
• Fähigkeit, den Alltag und den Tagesablauf zu gestalten • Gestalten von Fortbewegung und Aktivitäten in und außer Haus	• Gestaltung des Tagesablaufs und Anpassung an Veränderungen • Ruhen und Schlafen • Sich beschäftigen • Vornehmen von in die Zukunft gerichteten Planungen • Interaktion mit Personen im direkten Kontakt	• Sind die Interessen an Aktivitäten und Gewohnheiten der versorgten Person bekannt? • Wurde mit der versorgten Person (oder ihren Bezugspersonen) eine individuelle Tagesstrukturierung erarbeitet?

SIS®-Themenfeld 5	BI-Module 6 und 7	QPR, QB 3
• Kontaktpflege/Interaktion wie z. B. mit Freunden, Angehörigen oder Personen außerhalb des direkten Wohnumfeldes • Ruhen und schlafen • Weltanschauliche und konfessionelle Aspekte • Hinweise zum Thema Tod und Sterben	• Kontaktpflege zu Personen außerhalb des direkten Umfelds	• Orientieren sich pflegerische Versorgung und andere Hilfen an der individuell festgelegten Tagesstrukturierung und den Bedürfnissen der versorgten Person? • Erhält die versorgte Person Unterstützung dabei, bedürfnisgerechten Beschäftigungen im Lebensalltag nachzugehen?
	Modul 7 Außerhäusliche Aktivitäten (nicht pflegegradrelevant)	
	• Verlassen des Bereichs der Wohnung oder der Einrichtung • Fortbewegen außerhalb der Wohnung oder Einrichtung • Nutzung öffentlicher Verkehrsmittel im Nahverkehr • Mitfahren in einem Kraftfahrzeug • Teilnahme an kulturellen, religiösen oder sportlichen Veranstaltungen • Besuch von Arbeitsplatz, einer Werkstatt für behinderte Menschen oder einer Einrichtung der Tages- und Nachtpflege oder eines Tagesbetreuungsangebotes • Teilnahme an sonstigen Aktivitäten mit anderen Menschen	

2.6 Haushaltsführung, Wohnen, Häuslichkeit

Tab. 8: SIS®-Themenfeld 6 »Haushaltsführung/Wohnen/Häuslichkeit« und BI und QPR

2

SIS®-Themenfeld 6	BI-Modul 8	QPR
Haushaltsführung/ Wohnen/Häuslichkeit	**Haushaltsführung (nicht pflegegradrelevant)**	
Beschreibung der Bedürfnisse und Bedarfe im Hinblick auf Wohnen und Häuslichkeit • Gestaltung des Zimmers entsprechend der Gewohnheiten • Gestaltung der Versorgungsabläufe • Schaffung von Sicherheit durch Vertrautheit • Nutzung von Dienstleistungen, z. B. Friseur, Einkaufsdienste	• Einkaufen für den täglichen Bedarf • Zubereitung einfacher Mahlzeiten • Einfache Aufräum- und Reinigungsarbeiten • Aufwendige Aufräum- und Reinigungsarbeiten einschließlich Wäschepflege • Nutzung von Dienstleistungen • Umgang mit finanziellen Angelegenheiten • Umgang mit Behördenangelegenheiten	Hierzu gibt es keine konkreten Forderungen in der QPR. Aber unter Punkt 5.3 wird die Einhaltung von Hygienemaßnahmen abgebildet. Dies kann sich z. B. auch auf das Bewohnerzimmer und dessen Sauberkeit beziehen. Wie geht die Einrichtung mit versorgten Personen um, bei denen die Verwahrlosungstendenzen bestehen? Hier können Beobachtungen mit einbezogen werden. Leitfrage: Werden in der Einrichtung die grundlegenden Hygieneanforderungen eingehalten?

3 Formulierungshilfen für die Pflegeprozessplanung nach der SIS®, mit BI-Modulen und QPR stationär

Wir haben die Formulierungshilfen für die Pflegeprozessplanung entsprechend den Themenfeldern der SIS® und den Modulen des BI strukturiert. Vor jedem Themenfeld sind die Leitgedanken in Frageform vorangestellt. Des Weiteren sind die dazu passenden Qualitätsaspekte mit Leitfragen der QPR stationär abgebildet.

Als Pflegefachkraft müssen Sie wissen, dass sich die Prüfer die Qualitätsaspekte anhand von Leitfragen erschließen. Diese Leitfragen beinhalten die wesentlichen Inhalte des Qualitätsaspekts. Zudem sind zu jedem Qualitätsaspekt in der QPR stationär jeweils Hinweise formuliert. Diese beschreiben die Aspekte des pflegerischen Handelns, die bei der Beurteilung mit einzubeziehen sind. Es ist also sinnvoll, wenn Sie diese zur Überprüfung der Maßnahmenplanung/Tagesstruktur nutzen, um zu sehen, ob die dort beschriebenen Inhalte integriert wurden.

Wichtig

Vergessen Sie nicht, Veränderungen der Pflege- und Betreuungssituation bei der versorgten Person umgehend in die Maßnahmenplanung/ Tagesstruktur aufzunehmen. Nutzen Sie das Berichteblatt zur Evaluation. Passen Sie ggf. auch die SIS® an und aktualisieren Sie diese.

Nach wie vor gilt, dass die individuelle Maßnahmenplanung/Tagesstruktur aktuell, praxistauglich und schriftlich zu dokumentieren sowie bei Veränderungen anzupassen ist. Darauf wird auch bei der Qualitätsprüfung geachtet. Die **Pflegedokumentation** ist das wichtigste Kommunikationsinstrument und Arbeitsmittel der Pflege:

- Sie bildet den Pflegeprozess ab und unterstützt dessen Umsetzung.
- Sie trägt zur Sicherung der Pflegequalität bei.

Hierzu bieten Ihnen die Formulierungshilfen einen Einstieg für die individuelle Formulierung der Maßnahmenplanung/Tagesstruktur.

Es kann innerhalb der Themenfeldern zu Überschneidungen kommen. So finden sie z. B. im Themenfeld 2 und 3 Maßnahmen zum Thema »Freiheitseinschränkende Maßnahmen (FEM)«.

Vor den formulierten Maßnahmen finden Sie immer die Leitgedanken zum Themenfeld der SIS®. Danach folgen die Qualitätsaspekte der QPR stationär mit den dazugehörigen Leitfragen.

3.1 SIS®-Themenfeld 1 »Kognition und Kommunikation«

Wichtig **Leitgedanken zum Themenfeld 1 der SIS®**

- Bestehen Beeinträchtigungen beim Hören, Sehen und Sprechen? Können diese selbstständig durch Hilfsmittel kompensiert werden?
- Können Wünschen und Bedürfnisse geäußert werden (nonverbal)?
- Bestehen Beeinträchtigungen in der Orientierung?
- Bestehen psychische Problemlagen und oder herausfordernde Verhaltensweisen?
- Können Gefahren und Risiken erkannt werden?
- Welche Ressourcen gibt es?

3.1.1 Qualitätsbereiche der QPR stationär

Bereich 3: Unterstützung der Gestaltung des Alltagslebens und sozialer Kontakte

3.1 Unterstützung bei Beeinträchtigungen der Sinneswahrnehmung
Leitfragen

- Wurden Beeinträchtigungen des Seh- oder Hörvermögens erfasst und in ihren Folgen für den Lebensalltag zutreffen eingeschätzt (einschließlich ihrer Bedeutung für gesundheitliche Risiken)?
  Hier geht es darum, ob
  - der Prüfer sich im Gespräch und bei der Inaugenscheinnahme ein eigenes Bild vom Seh- und Hörvermögen der versorgten Person macht und bei der Beurteilung mit einbezieht.
- Werden Maßnahmen ergriffen, um die Beeinträchtigungen des Seh- oder Hörvermögens zu kompensieren?
  Hier geht es um die Beurteilung, ob
  - die individuelle Maßnahmenplanung/Tagesstruktur die aktuellen Beeinträchtigungen des Seh- oder Hörvermögens berücksichtigt
  - Anpassungen der Wohnumgebung an die Beeinträchtigungen vorgenommen worden sind (wenn erforderlich).
  - die Entwicklung des Seh- oder Hörvermögens der versorgten Person beobachtet wird und bei auffälligen Veränderungen eine Kontaktaufnahme zu dem behandelnden Arzt erfolgt.
- Werden geeignete Hilfsmittel zur Kompensation der Beeinträchtigung des Seh- oder Hörvermögens eingesetzt?
  Hier geht es um die Beurteilung, ob
  - der versorgten Person entsprechend ihrer Beeinträchtigung von Seh- und Hörvermögen geeignete Hilfsmittel zur Verfügung stehen,
  - die Hilfsmittel, soweit möglich, individuell angepasst sind,
  - die versorgte Person jederzeit, ggf. mit Unterstützung durch eine Pflegekraft, die Hilfsmittel nutzen kann.[8]

---

[8] Vgl. QPR stationär, S. 108

Bereich 4: Unterstützung in besonderen Bedarfs- und Versorgungssituationen

4.3 Unterstützung von versorgten Personen mit herausfordernd erlebten Verhalten und psychischen Problemlagen

Leitfragen

- Erfolgten eine Erfassung der Verhaltensweisen der versorgten Person und eine darauf aufbauende Einschätzung, ob aus dem Verhalten ein Unterstützungsbedarf erwächst?
  Hier geht es darum, dass
  - die durchgeführte Einschätzung eine ggf. vorliegende, verhaltensbedingte Risikosituation und Aussagen dazu enthält und dargelegt ist welcher Unterstützungsbedarf durch das Verhalten ausgelöst wird.
- Wurden verhaltenswirksame Faktoren identifiziert und Maßnahmen eingeleitet, um diese Faktoren zu begrenzen oder zu kompensieren?
  Hier geht es, um die Beurteilung,
  - ob Faktoren identifiziert wurden, welche das herausfordernd erlebte Verhalten fördern oder begrenzen und ob daran orientiert geeignete Maßnahmen geplant und durchgeführt werden, um das herausfordernd erlebte Verhalten zu begrenzen oder zu kompensieren.
- Erhält die versorgte Person eine geeignete Unterstützung, um trotz der Verhaltensproblematik Bedürfnisse zu befrieden und Wohlbefinden zu erleben?
  Hier geht es, um die Beurteilung,
  - ob die Bedürfnisse und das Wohlbefinden der versorgten Person beobachtet werden und ggf. Maßnahmen ergriffen werden, um das Wohlbefinden der Person zu verbessern und sie mit ihrem herausfordernd erlebten Verhalten in die Pflegeeinrichtung zu integrieren.

  Die Maßnahmenplanung/Tagesstruktur sollte Maßnahmen enthalten, die das Wohlbefinden und die Integration der versorgten Person fördern können.[9]

---

9 Vgl. ebd. S. 114

3.1.2 Formulierungen

Örtliche, zeitliche und persönliche Orientierung

- Orientierung zu Datum, Tag und Zeit geben.
- Begrüßung: »Guten Morgen/Abend Frau/Herr...«
- Bereitlegen der Tageszeitung, z. B. zum Frühstück, ggf. umblättern.
- Laptop öffnen, um die abonnierte Tageszeitung zu lesen.
- Bereitlegen des Telefons und Nummer wählen, ggf. Unterstützung z. B. beim Skypen, der Betätigung von neuen Kommunikationswegen.
- Kalenderblatt abreißen und Kalendertext vorlesen oder gemeinsam lesen.
- Morgens zusammen mit Frau/Herrn... auf dem Kalenderblatt das Datum farbig unterstreichen.
- Biografiegeleitete Gespräche führen, z. B. über das Hobby ...
- Mehrmals am Tag die aktuelle Tageszeit in die Gespräche einbauen.
- Im Gespräch mit Frau/Herrn... bei pflegerischen Tätigkeiten immer die Tageszeit einbauen.
- Darauf achten, dass Frau/Herr... ihre/seine Uhr trägt.
- Tagesrituale schaffen, z. B. Kaffeetrinken zur immer gleichen Uhrzeit, zum Abendbrot wird stets ein Glas mit Apfelschorle/Bier etc. gereicht.
- Zettel schreiben, wenn wichtige Termine anstehen (Friseurtermin, Arzttermin), diese z. B. am Spiegel im Zimmer von Frau/Herrn... anbringen.
- Den Terminplan/Tagesplan von Frau/Herrn... auf den Tisch legen.
- Frau/Herrn... die Zu-Erledigen-Liste täglich in die Hand geben.
- Darauf achten, dass beim Spaziergang immer die vertrauten Wege genommen werden.
- Darauf achten, dass beim Gehen auf dem Wohnbereich die vertrauten Wege genommen werden.
- Immer den Transponder bei Frau/Herrn... anbringen.
- Zusammen mit Frau/Herrn... das Fotoalbum anschauen, Namen der Personen benennen.
- Frau/Herrn... immer mit Namen ansprechen.
- Darauf achten, dass die persönlichen Fotos von Frau/Herrn... auf dem Tisch stehen.
- Wichtig: Alle benutzten Gegenstände/Hilfsmittel an dafür vorgesehenen Ort zurücklegen/zurückstellen.

Kommunikation

- Sich Frau/Herrn... ruhig und langsam annähern.
- Frau/Herrn... nicht von hinten ansprechen.
- Bei jeder Ansprache langsam und laut sprechen.
- Vor Kontakt/Ansprache Frau/Herrn... sanft am Arm berühren.
- Frau/Herrn... auf gleicher Körperhöhe ansprechen. 3
- Immer direkten Augenkontakt herstellen.
- Frau/Herrn... im vertrauten Dialekt ansprechen.
- Frau/Herrn... mit ihrem/seinem vertrauten Namen ansprechen.
- Antworten von Frau/Herrn... abwarten, immer nur eine Frage stellen.
- Bei Bedarf das Gesagte wiederholen.
- Nur kurze, einfache Sätze verwenden.
- Bei jeder Ansprache langsam und laut sprechen.
- Keine doppelte Verneinung verwenden (»Sie haben keinen Durst nicht?«).
- Pflegerische Handlungen immer mit den gleichen Worten begleiten.
- Beim Sprechen Zeit nehmen.
- Bei Bedarf sich immer wieder neu vorstellen.
- Alphabet-Tafel bereitlegen.
- Laptop bereitlegen und einschalten.
- Darauf achten, dass die Symboltafeln oder der Schreibblock für den Einsatz bereitliegen.
- Frau/Herrn... zum Sprechen motivieren.
- Frau/Herrn... beim Sprechen nicht unterbrechen.
- Beim Gespräch mit Frau/Herrn... das Gesprächsende nicht vorwegnehmen.
- Fragen stellen, die Frau/Herr... mit ja, nein oder einem einzigen Wort beantworten kann.
- Frau/Herrn... Zeit zum Antworten geben.
- Frau/Herrn... im Gespräch auf positive Aspekte ihrer/seiner Biografie ansprechen.
- Im Gespräch an alte Erinnerungen anknüpfen.
- Wenn Frau/Herr... Worte ständig wiederholt, Ablenkung schaffen durch ...
- Frau/Herrn... immer von der gelähmten Körperseite ansprechen.
- Frau/Herrn... ermutigen, in der Kommunikation mit anderen Blickkontakt aufzunehmen.
- Bei vokalen Auffälligkeiten beruhigend auf Frau/Herrn... eingehen.

- Einzelne Aktivitäten verbal und nonverbal (z. B. Berührung am Arm) ankündigen – warten, bis Frau/Herr... dies verstanden hat.
- Frau/Herrn ... in Aktivitäten einbinden, wenn sie/er schimpft.
- Validierende Einzelgespräche führen, z. B. bei Ängsten.
- Beobachtung von Frau/Herrn..., ob sie/er niedergeschlagen, traurig wirkt – darauf ansprechen, Gespräche anbieten.

Beteiligen an einem Gespräch

- Frau/Herrn... in Gespräche einbinden, dabei auf alte Erinnerungen zurückgreifen.
- Frau/Herrn... Einzelgespräche anbieten.
- Frau/Herrn... Einzelgespräche über sein Hobby »Wandern« anbieten.
- Frau/Herrn... passende Wörter anbieten, wenn sie/er im Gespräch nach Wörtern sucht.
- Frau/Herrn... in die Gespräche einbinden, über von ihr/ihm geschätzte Themen sprechen, z. B. Hobby, Reisen, Garten.

Sehen und Hören

Wichtig

Maßnahmen zur Anpassung der Wohnumgebung finden Sie auch unter »Erkennen von Risiken und Gefahren«

- Langsam und deutlich sprechen.
- Blickkontakt suchen und halten.
- Frau/Herrn... lauter ansprechen.
- Sich im Gespräch mit Frau/Herrn... immer in die Nähe von ihr/ihm stellen bzw. setzen.
- Im Gespräch mit Frau/Herrn.... darauf achten, dass störende Geräusche (z. B. TV, Radio) abgestellt oder leiser gestellt werden.
- Frau/Herrn... motivieren, Hörgerät/Brille zu tragen (»lehnt dies öfter ab«).
- Die Brille am Morgen und zwischendurch nach Bedarf reinigen, auf den richtigen Sitz/Druckstellen achten, ggf. Maßnahmen einleiten.
- Die Brille am Morgen aufsetzen, bei Ruhepausen und am Abend ablegen.

- Frau/Herrn... bei der Anwendung des Lesegerätes unterstützen.
- Für Frau/Herrn... die Leselupe bereitlegen, bei Bedarf reinigen.
- Das Hörgerät einmal die Woche reinigen, ggf. Batteriewechsel.
- Das Hörgerät reinigen und auf Funktionsfähigkeit überprüfen.
- Hörgeräte einsetzen und auf korrekte Einstellungen achten.
- Hörgeräte einsetzen, auf Druckstellen achten. 3
- Hörgerät zum Schlafen rausnehmen.
- Hörgeräte am Abend ins Kästchen legen und auf Rötungen im Ohr achten, ggf. Arzt einschalten.
- Darauf achten, dass Frau/Herrn... ihre/seine sprechende Uhr trägt.
- Darauf achten, dass der Blindenstock immer an seinen Platz steht.

Erkennen von Risiken und Gefahren bzw. herausfordernd erlebtem Verhalten und psychischen Problemlagen

- Frau/Herr... benötigt Hilfe beim Wasserkochen für den Tee/Kaffee.
- Der Wasserhahn muss auf und -zugedreht werden. Frau/Herr ... meldet sich, wenn sie/er Hilfe braucht.
- Darauf achten, dass bei Frau/Herrn... z. B. der Wasserkocher abgeschaltet ist.
- Frau/Herr... meldet sich, wenn sie/er ein Feuerzeug/Zündholz zum Rauchen benötigt.
- Frau/Herr... kann die Zigarette nicht richtig ausdrücken, Abfallbehälter mit Wasser bereitstellen.
- Darauf achten, dass Frau/Herr... nicht allein raucht.
- Frau/Herrn... zum Rauchen begleiten.
- Darauf achten, dass der Personenruf funktionsfähig ist und breitliegt.
- Darauf achten, dass keine Behältnisse mit ungenießbaren Flüssigkeiten herumstehen, die Frau/Herr... trinken könnte.
- Darauf achten, dass das Wasch-, Bade- oder Duschwasser auf die gewünschte Temperatur eingestellt ist.
- Auf Hindernisse auf dem Fußboden achten und ggf. entfernen.
- Auf Barrierefreiheit im Zimmer achten, Stolperfallen ggf. entfernen.
- Auf Hindernisse im Zimmer achten (»Frau/Herr...hat Gesichtsfeldeinschränkung re.«), diese ggf. entfernen.
- Frau/Herrn... beim Aufzugfahren begleiten.

- Frau/Herr... möchte 1x am Tag Treppensteigen (EG in den 1. Stock), um beweglich zu bleiben, sie/ihn dabei begleiten auf Hindernisse aufmerksam machen.
- Beim Treppensteigen sagen wir Frau/Herrn..., an welcher Seite sich das Treppengeländer befindet.
- Beim Treppensteigen sagen wir Frau/Herrn..., wann die letzte Stufe erreicht wird.
- Darauf achten, dass alle wichtigen Wege im Zimmer frei zugänglich sind, sich alle Dinge am gewohnten Platz befinden.
- Darauf achten, dass der Frau/Herr ..., beim Verlassen des Hauses seinen Button/die Armbinde mit den gelben Punkten sichtbar trägt.
- Darauf achten, dass Frau/Herr... beim Verlassen des Hauses ihren/seinen Button/Armbinde mit den gelben Punkten sichtbar trägt und den Blindenstock mitnimmt.
- Beim Überqueren der Straße unterstützen.
- Frau/Herrn... beim Spaziergang auf Hindernisse aufmerksam machen, wie Bodenunebenheiten, Absätze, Richtungswechsel oder Schwingtüren.
- Wenn Frau/Herr... Suizidgedanken äußert, diese ernstnehmen, Frau/Herrn... beobachten (auf Warnzeichen achten), ggf. Arzt-Kontakt herstellen und je nach Wunsch Angehörige einbeziehen.
- Wenn Frau/Herr... Suizidgedanken äußert, ggf. Entfernung/Sicherung von suizidalen Mitteln, Gefährdungspotenzial ausschließen.

Steuern von mehrschrittigen Alltagshandlungen

> ***Wichtig***
>
> Die Formulierungen passen auch zum Themenfeld 4 Selbstversorgung.

- Darauf achten, dass Frau/Herr... beim Ankleiden die Reihenfolge einhält.
- Darauf achten, dass Frau/Herr... beim Ankleiden nicht vergisst, die Unterwäsche anzuziehen.
- Frau/Herrn... beim Anziehen an die nächsten Handlungsschritte erinnern.

- Frau/Herrn... anleiten, z. B. die Kaffeemaschine zu bedienen.
- Frau/Herrn... anleiten, z. B. den Kaffeetisch zu decken.
- Gemeinsam mit Frau/Herrn... den Frühstückstisch decken, jede Handlung mit Worten und Gestik begleiten.
- Darauf achten, dass Frau/Herr... im Sommer keine winterliche Kleidung trägt.
- Darauf achten, dass Frau/Herr... im Winter keine sommerliche Kleidung trägt.
- Darauf achten, dass Frau/Herr... am Vorabend für das Wetter angepasste Kleidung für den nächsten Tag bereitlegt.
- Darauf achten, dass Frau/Herr... nicht immer dieselben Lebensmittel einkauft.
- Darauf achten, dass für Frau/Herrn... Aufforderungen, z. B. zu pflegerischen Verrichtungen, wiederholt werden.
- Darauf achten, dass Aufforderungen, z. B. zu pflegerischen Verrichtungen, wiederholt und mit Gestik und Mimik unterstützt werden.

Erinnern an wesentliche Ereignisse oder Beobachtungen

- Zusammen mit Frau/Herrn... das Fotoalbum ansehen, darüber sprechen.
- Zusammen mit Frau/Herrn... das Erinnerungsalbum ansehen, darüber sprechen.

Verstehen von Aufforderungen

Wichtig

Maßnahmen können auch zu anderen Themenfeldern, wie z. B. Themenfeld 4 Selbstversorgung, passen.

- Darauf achten, dass Aufforderungen, z. B. zu pflegerischen Verrichtungen, wiederholt werden.
- Darauf achten, dass Aufforderungen, z. B. zu pflegerischen Verrichtungen, wiederholt und mit Gestik und Mimik unterstützt werden.
- Frau/Herr... muss immer aufgefordert werden, zum Essen in den Speisesaal zu kommen.

Treffen von Alltagsentscheidungen

> **Wichtig**
>
> Maßnahmen können auch zu anderen Themenfeldern, wie z. B. Themenfeld 4, Selbstversorgung passen.

- Darauf achten, dass Frau/Herr… dem Wetter angepasste Kleidung trägt.
- Zusammen mit Frau/Herrn… am Vorabend für das Wetter angepasste Kleidung für den nächsten Tag bereitlegen.
- Frau/Herrn… am Morgen über Aktivitäten und Veranstaltungen informieren, entscheidet selbst, ob sie/er daran teilnehmen möchte.
- Montags Telefon bereitstellen, Frau/Herr… möchte mit der Tochter/dem Sohn telefonieren.

Fähigkeit elementare Bedürfnisse mitteilen

- Frau/Herrn… ansprechen sich zu äußern, ob sie/er z. B. bei der Mobilisation/Umlagern und im Rahmen der Körperpflege Schmerzen hat.
- Darauf achten, ob Frau/Herr… während Mobilisation/Umlagern ängstlich blickt, ggf. Maßnahmen anpassen, z. B Schmerzmedikation nach ärztlicher Anweisung.
- Darauf achten ob, Frau/Herr… während Mobilisation/Umlagern unruhig ist, ggf. Maßnahmen anpassen, z. B. mit zwei Pflegekräften lagern.
- Darauf achten ob, Frau/Herr… während des Positionswechsels angespannt blickt, ggf. Maßnahmen anpassen.
- Darauf achten, ob Frau/Herr… während des Umlagerns/Positionswechsels schreit oder heftig klagt, ggf. Maßnahmen anpassen wie z. B. beruhigen, Zeit lassen, mit zwei Pflegekräften arbeiten, ggf. Arzt einbeziehen.
- Darauf achten, ob sich Frau/Herr… während der Mobilisation mit den Händen festhält, ggf. Maßnahmen anpassen.
- Darauf achten, wie sich Frau/Herr… während des Positionswechsels bei Berührung verhält: Wie ist z. B. die Reaktion auf Berührung, auf Anfassen, Annährung an die Berührung…?
- Darauf achten ob, Frau/Herr… beim Positionswechsel eine Schonhaltung einnimmt, ggf. Maßnahmen anpassen.

- Darauf achten, ob Frau/Herr... Durst/Hunger hat, konkret in kurzen Sätzen nachfragen, evtl. mit Gestik/Mimik unterstützen.
- Darauf achten, wie Frau/Herr... bei der Nahrungsaufnahme reagiert, z. B. Kopf wegdrehen, ggf. Pause einlegen, Nahrung öfter anbieten.
- Darauf achten ob, Frau/Herr... während der Mobilisation/pflegerischen Verrichtungen z. B. ängstlich, angespannt blickt, ggf. mehr Zeit lassen, beruhigende Gespräche führen. 3
- Darauf achten ob, Frau/Herr... während der Mobilisation/pflegerischen Verrichtungen unruhig ist, ggf. mehr Zeit nehmen, Handlungen erklären.
- Frau/Herrn... fragen, ob sie/er z. B. bei der Mobilisation Schmerzen hat.
- Darauf achten, wie sich Frau/Herr... während der Pflege bei Berührung von schmerzenden Bereichen verhält: Wie ist die Reaktion auf Berührung, auf Anfassen, Annäherung an die Berührung? Ggf. Maßnahmen langsam durchführen, vorsichtig berühren etc.

3.2 SIS®-Themenfeld 2 »Mobilität und Beweglichkeit«

Wichtig **Leitgedanken zum Themenfeld 2 der SIS®**

- Bestehen Beeinträchtigungen beim Gehen, Stehen, Treppensteigen, Sitzen oder Umsetzen und bei Lageveränderung?
- Gibt es Probleme/Unsicherheiten bei der Fortbewegung innerhalb und außerhalb der Einrichtung?
- Werden Hilfsmittel genutzt und können damit die Beeinträchtigungen kompensiert werden?
- Gibt es Hinweise zu bestimmten herausfordernden Verhaltensweisen, z. B. Weg- oder Hinlaufen?
- Mögliche Sturz-/Dekubitusgefahr?
- Gibt es biografische Aspekte die für Betreuungsangebote wichtig sind?
- Welche Ressourcen gibt es?

3.2.1 Qualitätsbereiche der QPR stationär

Bereich 1: Unterstützung bei der Mobilität und Selbstversorgung

1.1 Unterstützung im Bereich der Mobilität
Leitfragen

- Entspricht die Unterstützung bei der Mobilität dem individuellen Bedarf der versorgten Person?
  Hier geht es um die Beurteilung, ob
  - die individuelle Maßnahmenplanung die aktuellen Fähigkeiten und Beeinträchtigungen der Mobilität der versorgten Person berücksichtigt,
  - die versorgte Person über die von ihr ggf. benötigten Hilfsmittel verfügt und Unterstützung bei der Nutzung dieser Hilfsmittel erhält, sofern sie nicht selbstständig mit ihnen umgehen kann,
  - für die Anpassung der Hilfsmittel und die Zugänglichkeit der Hilfsmittel für die versorgte Person gesorgt wird.
- Erhält die versorgte Person, wenn sie es wünscht, Unterstützung für Aufenthalte im Freien?
  Hier geht es darum, ob
  - die Einrichtung bei nicht auskunftsfähigen Personen, die betreffenden Bedürfnisse einschätzt und bei der Maßnahmenplanung berücksichtigt. Sind die Äußerungen der Person nicht interpretierbar, sollte davon ausgegangen werden, dass ein Aufenthalt im Freien nicht täglich, aber mehrfach wöchentlich ermöglicht werden sollte, wenn das Wetter und die gesundheitliche Situation dies zulassen.
- Wurden die vorliegenden Mobilitätsbeeinträchtigungen bei der Einschätzung gesundheitlicher Risiken berücksichtigt?
  Hier geht es um die Beurteilung, ob
  - die mit den Mobilitätseinschränkungen einhergehenden Risiken (Dekubitus, Stürze, Funktionsbeeinträchtigung der Gelenke und ggf. weitere Risiken) ggf. unter Zuhilfenahme einer Risikoskala pflegefachlich eingeschätzt worden sind.
- Entspricht die Unterstützung im Bereich der Mobilität den Erfordernissen, die aus der individuellen Risikosituation erwachsen?
  Hier geht es um die Beurteilung, ob

- die individuellen Maßnahmen zur Dekubitus- und Sturzprophylaxe sowie Maßnahmen zur Vermeidung von Funktionsbeeinträchtigungen der Gelenke erfasst und durchgeführt werden,
- bei den versorgten Personen mit anderen Gefährdungen, beispielsweise mit respiratorischen Problemen, auch darauf bezogene Maßnahmen (hier z. B. zur Unterstützung der Atmung) zu berücksichtigt werden.

- Werden zielgerichtete Maßnahmen zur Erhaltung und Förderung der Mobilität durchgeführt, die auf die noch vorhandenen Fähigkeiten und Bedürfnisse der versorgten Person abgestimmt sind?
  Hier geht es darum, ob
  - geplante Maßnahmen mindestens zweimal wöchentlich durchgeführt werden. Die Frage ist nur bei Personen relevant, die noch über Ressourcen im Bereich der Mobilität verfügen und motiviert sind, Aktivitäten mit dem Ziel der Erhaltung von Mobilität durchzuführen.[10]

Bereich 4: Unterstützung in besonderen Bedarfs- und Versorgungssituationen

4.4 Freiheitsentziehende Maßnahmen

Leitfragen

- Wird/wurde die Notwendigkeit der eingesetzten freiheitsentziehende Maßnahme/n regelmäßig überprüft?
  Hier geht es um die Beurteilung, ob
  - die angewendete freiheitsentziehende Maßnahme regelmäßig hinsichtlich ihrer Notwendigkeit durch eine Pflegefachkraft überprüft wird und beendet wird, wenn sie nicht mehr notwendig ist,
  - das Überprüfungsintervall abhängig vom Krankheitsbild und dem Pflegezustand der versorgten Person strukturiert ist.
- Erfolgt/e der Einsatz der Maßnahme/n fachgerecht?
  Hier geht es um die Beurteilung, ob
  - die angewendete freiheitsentziehende Maßnahme technisch korrekt erfolgt,

---

[10] Vgl. QPR stationär, S. 99

- Risiken für die versorgten Personen durch eine fachgerechte Anwendung minimiert werden,
- die Intimsphäre und Würde der versorgten Personen gewahrt werden.[11]

3.2.2 Formulierungen

Gehen

- Morgens darauf achten, dass Frau/Herr... mit Begleitung zur Nasszelle geht.
- Darauf achten, dass Frau/Herr... nicht länger als ... Stunden im Rollstuhl sitzt.
- Frau/Herrn... immer wieder während des Sitzens mit Unterstützung aufstehen lassen.
- Bewegungsübungen anbieten:
  - mit Begleitung in den Speisesaal gehen,
  - mit Hilfestellung in die Nasszelle gehen.
- Rollator/Gehstock bereitstellen und zur Benutzung auffordern.
- Darauf achten, dass der Gehstock genommen wird.
- Zu Aktivitäten bringen, z. B. bewegungsfördernde Angebote wie Sturzgymnastik.
- Aus Sicherheitsgründen beim Gehen unterhaken und in den Speisesaal bringen (»lehnt Rollator ab«).
- Mit dem Rollstuhl in den Speisesaal bringen (»kann sich nur bedingt mit Rollstuhl selbst fortbewegen«).
- 2x tägl. die Gehübungen durchführen (morgens, mittags).
- Unterstützung bei der Fahrt mit dem Treppenlift.
- Begleiten bei allen ...
- Frau/Herrn... täglich zu Eigenbewegungen motivieren.
- Förderung der Mobilität durch kurze begleitete Gehübungen, 1-2x tägl.
- 2-3x tägl. Gehübungen anbieten.
- Frau/Herrn... zum Gehen motivieren.

---

[11] Vgl. QPR stationär, S. 114

- Frau/Herrn... motivieren, bei größeren Gehstrecken die letzten drei Schritte mit Hilfe selbst zu gehen.
- Darauf achten, dass Frau/Herr... feste Schuhe trägt.
- Durchführen von Gehübungen, 2x tägl. zur Muskelkräftigung und zur Verbesserung der Körperbalance.
- Frau/Herrn... motivieren, kleinere Gehstrecken im Zimmer mit Unterstützung zu gehen.
- Frau/Herrn... motivieren, zu Pflegeaktivitäten mit Unterstützung zu gehen.
- Darauf achten, dass Frau/Herr... nicht ziellos umhergeht, Sitzpausen anbieten, sich zu ihr/ihm hinsetzen.
- Darauf achten, dass Frau/Herr... den Rollator statt des Rollstuhls nutzt.
- Darauf achten, dass das Sitzkissen für den Rollstuhl genutzt wird.
- Immer wieder Gespräche zum Thema Dekubitusgefahr und Bewegung führen.
- Frau/Herrn... daran erinnern, zur Entlastung selbst kleine Positionswechsel beim Sitzen im Rollstuhl/Sessel vorzunehmen.
- Darauf achten, dass Frau/Herr... nicht über längere Zeit sitzt.
- Frau/Herrn... ermutigen, sich mit dem Rollstuhl selbst fortzubewegen.
- Frau/Herrn... ermutigen, den Rollstuhl mit den Beinen fortzubewegen.
- Darauf achten, dass Frau/Herr... beim Sitzen im Rollstuhl mit den Füßen Bodenkontakt hat.
- Frau/Herrn... motivieren, den Rollator zu nutzen.
- Rollator/Gehstock bereitstellen und zur Benutzung auffordern.
- Darauf achten, dass der Gehstock, Rollator immer am selben Platz abgestellt wird.
- Training von individuellen Kinästhetik-Methoden zum gewebeschonenden Transfer.
- Angebot zur Schulung mit dem Umgang und Einsatz von Hilfsmitteln, z. B. Transfers, Gehen, Aufstehen etc.
- Frau/Herrn... beim Gehen begleiten, zuvor die Aktivität mit Worten und Berührung am Arm ankündigen – warten, ob/bis er/sie dies verstanden hat.
- Beim Gehen Frau/Herrn... in keine komplizierten Gespräche einbinden.
- Mit Frau/Herrn... immer den gleichen Wegen im Wohnbereich gehen.
- Frau/Herrn... 1x tägl. in den Garten begleiten.

- Zu Aktivitäten bringen, z B. bewegungsfördernde Angebote wie Sturzgymnastik.
- Frau/Herrn... aus Sicherheitsgründen beim Gehen unterhaken und in den Speisesaal bringen (»lehnt Rollator ab«).
- Mit dem Rollstuhl in den Speisesaal begleiten (»kann sich nur bedingt mit Rollstuhl selbst fortbewegen«).
- Mit Hilfe vom Rollstuhl zum Tisch gehen lassen.
- Unterstützung bei der Fahrt mit dem Treppenlift.
- Begleiten bei allen ...
- Frau/Herrn... beim Gehen auf Hindernisse aufmerksam machen.
- Durchführen von Gehübungen nach Vorgabe der Krankengymnastik.
  - Gehübungen mit Hilfestellung durchführen.
  - Gehübungen am Handlauf durchführen.
- Darauf achten, dass eine Spastik reduzierende Mobilisation durchgeführt wird: Berührungen der Handinnenfläche vermeiden,
  - keine Gegenstände in die betroffene Hand legen,
  - Zug an den Fingern oder Armen vermeiden,
  - Druck auf die Zehenballen verhindern,
  - alle Bewegungsabläufe durchdenken und dann mit Konzentration durchführen.
- Vor dem Gehen bei Frau/Herrn... die Beinschiene anbringen.
- Pflegekraft positioniert sich beim Gehen seitlich an der betroffenen Seite von Frau/Herrn..., nimmt Armgewicht ab, die zweite Hand stabilisiert das Handgelenk.
- Pflegekraft positioniert sich beim Gehen seitlich an der betroffenen Seite von Frau/Herrn..., nimmt mit einer Hand am Oberarm das Gewicht des Armes ab, die zweite Hand unterstützt am seitlichen Thorax der weniger betroffenen Seite.
- Darauf achten, dass Frau/Herr... zum Gehen den Rollator nutzt, auf eine aufrechte Körperhaltung achten, Arme sollten nicht von Körper weggestreckt werden, Pflegekraft stützt am Rumpf.
- Frau/Herrn... mit dem Rollstuhl in den Speisesaal bringen (»kann sich nur bedingt mit dem Rollstuhl selbst fortbewegen«). Darauf achten, dass der betroffene Arm auf einem Kissen gelagert wird.
- Frau/Herrn... aus Sicherheitsgründen beim Gehen begleiten.

- Frau/Herrn... beim Gehen nicht ablenken, Frau/Herr... soll nach vorn schauen, Pflegekraft passt sich ihrem/seinem Tempo an.
- Frau/Herrn... beim Gehen begleiten, Pausen einlegen lassen, auf Atemnot, Zyanosezeichen achten.
- Darauf achten, dass sich Frau/Herr... trotz Sauerstoffversorgung im Zimmer/Wohnbereich fortbewegen kann.
- Beim Gehen mit dem Rollator darauf achten, dass das tragbare Sauerstoffgerät richtig fixiert ist.
- Frau/Herrn... zur Sitzgymnastik bringen.
- Frau/Herrn... täglich mehrfach zu einfachen Bewegungsübungen mit den Armen oder mit den Beinen motivieren, ggf. die Durchführung unterstützen.
- Frau/Herrn...motivieren, wenn es ihm gut geht, mit dem Rollator zu gehen.
- Frau/Herrn... motivieren, wenn es ihm gut geht, im Zimmer selbstständig zu gehen.
- Dekubitusprophylaxe durchführen wie z. B. Mobilisation.
- Sturzprophylaxe durchführen, z. B. zur Sturzgymnastik bringen.
- Sturzprophylaxe: auf festes Schuhwerk achten, Hüftprotektoren anziehen, wenn gewünscht, Sitzgymnastik führen.
- Sturzhelm aufsetzen.

Lageveränderung des Körpers (Positionswechsel), stabile Sitzposition, selbstständiges Aufstehen/Umsetzen, Transfers

- Unterstützung beim Transfer beim Aufstehen vom Bett.
- Transfer in den Rollstuhl zur Toilette, danach ans Waschbecken setzen.
- Transfer vom Rollstuhl auf den Stuhl (»kann kurze Zeit stehen«).
- Transfer vom Stuhl/Rollstuhl auf die Toilette und zurück.
- Unterstützung beim Transfer vom Rollstuhl ins Bett.
- Transfer in den Rollstuhl mit Gleithilfe.
- Bewegungsübungen beim Transfer oder der Körperpflege.
- Frau/Herr... kann mit Hilfe aufstehen oder sich umsetzen, wenn ihm/ihr die linke Hand gereicht wird.
- Frau/Herr... kann mit Hilfe einige Schritte gehen, z. B. in die Nasszelle.
- Frau/Herr... kann mit Hilfe kurzzeitig stehen, z. B. bei der Körperpflege.
- Beim Transfer von z. B. Bett zum Rollstuhl wird das Gleitbrett eingesetzt.

- Unterstützung beim Transfer beim Aufstehen vom Bett zum Rollstuhl unter Nutzung der Drehscheibe.
- Darauf achten, dass Frau/Herr... aufgrund des Dekubitus am ... nur kurze Zeit (max. 1 Stunde) in den Rollstuhl mobilisiert werden kann.
- Frau/Herrn... aufgrund des Dekubitus am ... stets behutsam umlagern.
- Eingeübte Kinästhetik-Methode zum Umlagern von Frau/Herrn... nutzen.
- Eingeübte Kinästhetik-Methode zum Transfer von Frau/Herrn... vom Bett zum Rollstuhl nutzen.
- Eingeübte Kinästhetik-Methode nutzen zum Transfer von Frau/Herrn... vom Rollstuhl zu Bett.
- Eingeübte Kinästhetik-Methode nutzen zum Transfer Frau/Herrn... in Richtung Kopfende.
- Darauf achten, dass Frau/Herr... erlernte Transfertechniken zum Aufstehen aus dem Bett anwendet.
- Unterstützung beim Transfer vom Rollstuhl auf den Stuhl, auf Reaktion von Frau/Herrn... achten (»kann kurze Zeit stehen«).
- Bewegungsübungen beim Transfer oder der Körperpflege.
- Schonende Durchführung der Lagerung in der Nacht.
- Freilagerung der rechten/linken Ferse mit Lagerungskissen.
- Freilagerung von ... mit Lagerungskissen.
- Beim Sitzen im Bett wird auf die korrekte Hüftbeugung geachtet.
- Bei Frau/Herrn... werden 3-stündliche Positionswechsel durchgeführt. Wenn sie/er im Pflegerollstuhl mobilisiert wird, werden Mikrolagerungen durchgeführt.
- Frau/Herr... nicht länger als zwei Stunden in den Rollstuhl/Pflegerollstuhl o.ä. mobilisieren.
- Frau/Herr... sollte mittags zur Entlastung ins Bett/aufs Sofa gelegt werden.
- Positionswechsel im Bett mit 30°Grad-Positionierung rechts, links und Rückenlage alle 2–3 Stunden.
- Mobilisation im Rollstuhl durchführen, Mikrolagerungen mit Lagerungshilfen wie z. B. ...
- Frau/Herrn... auffordern, sich im Rollstuhl zu bewegen bzw. Mikrolagerungen durchzuführen.

- Überprüfen des Wechseldrucksystem 1x tägl., Kontrolle, ob das Gewicht richtig eingestellt ist/funktioniert.
- Frau/Herrn… auffordern, sich umzulagern (»kann dies selbst ausführen«).
- Freilagerung durchführen, z. B. mit 5-Kissen- oder 3 Kissen-Methode.
- Freilagern des Ellenbogens mit Lagerungskissen.
- Darauf achten, dass bei Frau/Herrn… das rechte Ohr mit Lagerungsmitteln freigelagert wird.
- Im Bett Weichlagerung der Fersen.
- Auf Gelkissen im Rollstuhl achten.
- Inspektion der gefährdeten Bereiche, z. B. Steißbein, Fersen etc. bei jedem Positionswechsel.
- Auf Hautzustand achten in jeder Schicht.
- Bei Hautrötung Fingertest anwenden.
- Positionswechsel nach Wunsch von Frau/Herrn… durchführen (»akzeptiert keine linke Seitenlagerung«).
- Unterstützung beim Transfer beim Aufstehen vom Bett, zuvor die Aktivität durch Berührung an der Schulter ankündigen – warten bis Frau/Herr… dies verstanden hat.
- Transfer in den Rollstuhl zur Toilette, danach ans Waschbecken setzen, Aktivität mit kurzen Sätzen begleiten.
- Transfer vom Rollstuhl auf den Stuhl (»kann etwas stehen«), Frau/Herrn… dazu auffordern mitzuhelfen, Handlungsschritte wiederholen.
- Übernahme Transfer vom Stuhl/Rollstuhl auf die Toilette und zurück, Handlungsschritte verbal in kurzen Sätzen begleiten.
- Unterstützung beim Transfer vom Rollstuhl ins Bett, Aktivität verbal mit kurzen Sätzen ankündigen und begleiten.
- Transfer in den Rollstuhl immer mit Gleithilfe ausführen, Aktivität ankündigen.
- Bewegungsübungen beim Transfer oder Körperpflege durchführen.
- Frau/Herrn… dazu auffordern, beim Aufstehen/Hinsetzen die linke Hand zu reichen – dies mit kurzen Sätzen und Gestik/Mimik begleiten.
- Unterstützung beim Transfer Aufstehen vom Bett in den Rollstuhl, Transfer über die weniger betroffene Seite, Frau/Herrn… Orientierung geben, Richtung ansagen.

- Durchführen des Transfers vom Bett in den Rollstuhl über die weniger betroffene Seite mit seitlicher Unterstützung:
  - PK setzt sich neben Frau/Herrn... auf das Bett an deren/dessen betroffener Seite,
  - Frau/Herr... sitzt am Bettrand, betroffener Fuß wird von PK auf den Boden gesetzt,
  - PK unterstützt mit einer Hand das betroffene Knie, zweite Hand liegt unter dem Gesäß von Frau/Herrn...,
  - PK leitet dazu, den Oberkörper nach vorn zu beugen, hebt das Gesäß von Frau/Herrn... an und verschiebt es in Richtung Rollstuhlsitzfläche,
  - PK fordert Frau/Herrn... auf, die weniger betroffene Hand zuerst auf die Sitzfläche, dann auf der Handstütze abzulegen,
  - Sitz- und Fußkorrekt durchführen.
- Frau/Herrn... nach dem Bobath-Konzept an den Bettrand mobilisieren.
- Bei Frau/Herrn... Lagerungswechsel nach dem Bobath-Konzept durchführen.
- Frau/Herrn... zum selbstständigen Drehen im Bett anleiten:
  - Frau/Herrn... anleiten/unterstützen, in Rückenlage die Beine anzuwinkeln,
  - Frau/Herr... hält Hände gefaltet, streckt Arme vor dem Körper aus.
  - PK leitet über das Bein vom Becken her die Drehung ein. Hände von Frau/Herrn... bleiben gefaltet vor dem Körper.
- Mit Frau/Herrn... Gleichgewichtstraining durchführen.
- Frau/Herrn... beim Sitzen im Bett unterstützen/fördern – Rumpfstabilisierung mit ...
- Beim Sitzen auf dem Stuhl o.ä. darauf achten, dass der betroffene Arm richtig gelagert wird.
- Darauf achten, dass die Hand beim Sitzen nicht nach unten hängt.
- Aktives/passives Vorbewegen an die Stuhlkante mit dem Schinkengang.
- Aktives/passives Vorbewegen an die Bettkante mit dem Schinkengang.
- Transfer in den Stuhl/Rollstuhl mit Unterstützung nach vorn nach Bobath durchführen.
- Transfer in den Stuhl/Rollstuhl mit viel seitlicher Unterstützung nach Bobath durchführen.

- Transfer in den Stuhl/Rollstuhl mit wenig seitlicher Unterstützung nach Bobath durchführen.
- Beim Sitzen im Rollstuhl darauf achten, dass Frau/Herrn… aufrecht sitzt und die Füße Bodenkontakt (auf der ganzen Fläche) haben.
- Bei Frau/Herrn… das Sitzen am Tisch unterstützen/fördern:
  - Oberkörper mit einem Kissen in der Lendenwirbelsäule stabilisieren,
  - Lagerung des betroffenen Armes auf einem Kissen,
  - Hand ruht auf der Tischplatte,
  - Frau/Herrn… anleiten, die Füße auf dem Boden abzustellen.
- Transfer aus dem Sitzen in den Stand mit seitlicher Unterstützung nach Bobath-Konzept durchführen.
- Therapeutische Rückenlagerung nach Bobath-Konzept durchführen.
- Therapeutische Lagerung nach Bobath-Konzept auf der betroffenen Seite durchführen.
- Therapeutische Lagerung nach Bobath-Konzept auf der gesunden Seite durchführen.
- Berührungen der Handinnenfläche vermeiden.
- Darauf achten, dass der Kopf nicht überstreckt wird.
- Keine Gegenstände in die betroffene Hand legen.
- Zug an den Fingern oder Armen vermeiden.
- Druck auf die Zehenballen verhindern.
- Frau/Herrn… 1–2x tägl. je nach AZ in den speziellen Mobilisationslehnstuhl mobilisieren.
- Frau/Herrn… 1–2 x tägl. in den Aufrichtstuhl mobilisieren.
- Frau/Herrn… auffordern, sich zunächst im Bett auszustrecken, zu dehnen, dann Unterstützung beim Setzen an die Bettkante, mit den Armen abstützen, durchatmen.
- Unterstützung beim Transfer vom Rollstuhl ins Bett, Aktivität langsam durchführen.
- Beim Lagern/Transfer darauf achten, dass die Sauerstoffzufuhr gegeben ist.
- Bei Bedarf Oberkörper hoch lagern.
- Transfer in den Rollstuhl immer mit Gleithilfe ausführen, Aktivität ankündigen.

Anwendung von Freiheitsentziehenden Maßnahmen

Nur nach richterlicher Genehmigung/Einverständnis des Betroffenen.

- Therapietisch nur zu den Mahlzeiten anbringen.
- Immer darauf achten, dass der Gurt/die Sitzhose im Rollstuhl fachgerecht angebracht ist, auf evtl. Schäden achten.
- Bettgitter nur zum Schlafen/Bettruhe hochziehen und immer auf Funktionsfähigkeit überprüfen.
- Engmaschige Kontrolle z. B. des Bettgitters zu festgelegten Uhrzeiten.
- Bei Mobilisation in den Rollstuhl den Gurt fachgerecht anbringen.

3.3 SIS®-Themenfeld 3: »Krankheitsbezogene Anforderungen und Belastungen«

Wichtig **Leitgedanken zum Themenfeld 3 der SIS®**

- Wie nimmt die versorgte Person Belastungen durch Erkrankungen und Pflegebedürftigkeit wahr? Wie geht sie damit um?
- Wie ist die Kooperation der versorgten Person bezogen auf Therapien z. B. Ergotherapie?
- Besteht ein Unterstützungsbedarf bei der Bewältigung z. B. von Schmerz, Inkontinenz etc.
- Verfügt die versorgte Person über Kompensationsmechanismen?
- Kann die versorgte Person medizinisch notwendige Maßnahmen selbst vornehmen z. B. Medikamente, Kompressionsstrümpfe?
- Wie erlebt die versorgte Person ihre Situation, benötigt sie Informationen, Beratung?
- Wird Unterstützung angenommen oder abgelehnt?
- Welche Ressourcen gibt es?

3.3.1 Qualitätsbereiche der QPR stationär

Bereich 2: Unterstützung bei der Bewältigung von krankheits- und therapiebedingten Anforderungen und Belastungen

3

2.1 Medikamentöse Therapie

Leitfragen

- Entspricht die Unterstützung bei der Medikamenteneinnahme der ärztlichen An- bzw. Verordnung?
  - Die Überprüfung schließt auch die Bedarfsmedikation ein.
- Erfolgt die Lagerung und Vorbereitung der Medikamente fachgerecht?
  - Zu beurteilen ist, ob die Lagerung und Vorbereitung der Medikamente fachgerecht durchgeführt wird. Dies triff zu, wenn

die gerichteten Medikamente mit den Angaben in der Pflegedokumentation übereinstimmen,

diese personenbezogen beschriftet aufbewahrt werden,

ggf. eine notwendige Kühlschranklagerung (2 bis 8°C) erfolgt,

diese als Betäubungsmittel verschlossen und gesondert aufbewahrt werden,

bei einer begrenzten Gebrauchsdauer nach dem Öffnen der Verpackung das Anbruchs- oder Verbrauchsdatum ausgewiesen wird (es muss zweifelsfrei erkennbar sein, um welches Datum es sich handelt),

die Medikamente in Blisterpackungen entsprechend der Apothekenbetriebsordnung mit Namen der versorgten Person, Angaben zum enthaltenen Medikament mit Chargenkennzeichnung, Verfalldatum, Einnahmehinweisen, eventuellen Lagerungshinweisen und abgebender Apotheke ausgezeichnet sind.

- Erhält die versorgte Person die ihrem Bedarf entsprechende Unterstützung zur Einnahme/Applikation der Medikamente?
  Hier geht es darum, ob
  - besondere ärztliche Anordnungen vorliegen und die Versorgung diesen Anordnungen folgt,
  - mögliche Nebenwirkungen der Medikamente beobachtet und beurteilt werden und bei auffälligen Veränderungen Kontakt zur behandelnden Ärztin oder zum behandelnden Arzt aufgenommen wird.

- Entspricht die Kommunikation mit der Ärztin oder dem Arzt den individuellen Erfordernissen?
  - Bei dieser Frage sind die für die jeweilige versorgte Person relevanten Erfordernisse zu beachten, die sich je nach Erkrankung bzw. je nach Therapie unterscheiden können.[12]

2.2 Schmerzmanagement

Leitfragen

- Ist die Schmerzsituation der versorgten Person fachgerecht erfasst worden?
  - Zu beurteilen ist, ob bei Bedarf eine differenzierte Schmerzeinschätzung mit Berücksichtigung der Schmerzintensität, -lokalisation, der zeitlichen Dimension und der Konsequenzen für den Lebensalltag vorliegt
- Erhält die versorgte Person eine fachgerechte Unterstützung zur Schmerzbewältigung?
  Hier geht es um die Beurteilung, ob
  - die individuelle Maßnahmenplanung bei vorliegenden chronischen Schmerzen die Schmerzsituation berücksichtigt,
  - die Gabe von Schmerzmedikamenten der ärztlichen An- bzw. Verordnung entspricht,
  - relevante Veränderungen der Schmerzsituation, die Wirkung von Schmerzmedikamenten und schmerzmittelbedingten Nebenwirkungen beobachtet und bei Bedarf der behandelnden Ärztin oder dem behandelnden Arzt mitgeteilt werden.

  Zu berücksichtigen sind hier ebenso die Grenzen der Einwirkungsmöglichkeiten der Einrichtung, insbesondere im Hinblick auf das ärztliche An- bzw. Verordnungsverhalten.[13]

---

[12] Vgl. QPR stationär, S. 103

[13] Vgl. QPR stationär, S. 104

2.3 Wundversorgung

Leitfragen

- Wurde die Wundversorgung fachgerecht erfasst?
  Hier ist zu beurteilen, ob
  - eine fachgerechte Einschätzung der Wundsituation hinsichtlich der in der Wundbeschreibung aufgeführten Aspekte vorliegt.
- Erhält die versorgte Person eine fachgerechte Unterstützung bei der Wundversorgung?
  Hier ist zu beurteilen, ob
  - die individuelle Maßnahmenplanung zur Wundversorgung die aktuelle Wundsituation einbezieht,
  - die Versorgung entsprechend der ärztlichen Anordnungen erfolgt,
  - der Heilungsprozess beobachtet und bei auffälligen Veränderungen oder fehlenden Fortschritten im Heilungsprozess Kontakt zum behandelnden Arzt aufgenommen wird,
  - die Wundversorgung hygienische Anforderungen berücksichtigt.[14]

2.4 Unterstützung bei besonderen medizinischen-pflegerischen Bedürfnissen?

Leitfragen

- Entsprechen die Maßnahmen der ärztlichen An- bzw. Verordnung?
  Hier ist zu beurteilen, ob
  - die angeordneten Maßnahmen entsprechend der ärztlichen An- bzw. Verordnungen durchgeführt werden.

Info

Folglich muss zur Beurteilung die ärztliche An- bzw. Verordnung vorliegen. Die Beurteilung erfolgt auf Basis der Befragung der versorgten Person, des Fachgesprächs mit den Mitarbeitern der Einrichtung und der Pflegedokumentation.

---

[14] Vgl. QPR stationär, S. 105

- Ist im Bedarfsfall (z. B. bei gesundheitlichen Veränderungen oder kurz vor Ablauf des An- bzw. Verordnungszeitraums) eine Kommunikation mit der verordnenden Ärztin oder dem verordnenden Arzt erkennbar?
  Hier ist zu beurteilen, ob
  - die Einrichtung erkennbar den Versuch unternommen hat, über Sachverhalte, die die An- bzw. Verordnung betreffen, mit der verordnenden Ärztin oder dem verordnenden Arzt zu kommunizieren.

Info
Neben gesundheitlichen Veränderungen und dem Ende des Versorgungszeitraums sollten auch bei Unklarheiten im Zusammenhang mit der ärztlichen An- bzw. Verordnung Anlass sein, mit dem Arzt zu kommunizieren.

- Werden Qualifikationsanforderungen berücksichtigt?
  Hier geht es darum, zu beurteilen ob
  - die an- bzw. verordneten Maßnahmen von Pflegefachkräften durchgeführt werden,
  - eine etwaige Beteiligung von Mitarbeiterinnen und Mitarbeitern, die über keine dreijährige Ausbildung verfügen, unter der Verantwortung von Pflegefachkräften erfolgt (z. B. Unterstützung der Versorgung von MRSA*-Trägern).
- Entspricht die Durchführung der Maßnahme dem aktuellen Stand des Wissens und etwaigen Anforderungen im Einzelfall?
  Hier geht es darum, zu beurteilen, ob
  - die Maßnahmen nach dem aktuellen Stand des Wissens fachgerecht durchgeführt werden.

Fazit

Nähere Angaben finden sich hierzu in der Qualitätsprüfungs-Richtlinien Häusliche Krankenpflege (QPR-HKP) in der jeweils aktuellen Fassung*

* Vgl. QPR stationär, S. 106

2.5 Unterstützung bei der Bewältigung von sonstigen therapiebedingten Anforderungen

Leitfragen

- Werden Maßnahmen entsprechend den ärztlichen An- bzw. Verordnung durchgeführt?
- Ist im Bedarfsfall eine Kommunikation mit der verordnenden Ärztin oder dem verordnenden Arzt erkennbar?
- Entspricht die Durchführung der Maßnahme dem aktuellen Stand des Wissens und etwaigen besonderen Anforderungen im Einzelfall?

Fazit

Die Leitfragen entsprechen der Ausrichtung anderer Leitfragen zu den Qualitätsaspekten 2.1 bis 2.4. Es sind nicht sämtliche Maßnahmen zu den ärztlichen An- bzw. Verordnungen im Detail zu beurteilen. Der Qualitätsaspekt 2.5 dient dazu, bereits getroffene Feststellungen einzuordnen.*

* QPR stationär, S. 107

Bereich 4: Unterstützung in besonderen Bedarfs- und Versorgungssituationen

4.4 Freiheitsentziehende Maßnahmen

Es sind sowohl mechanische Fixierungen, Isolation als auch der Einsatz ruhigstellender Medikamente in die Prüfung einzubeziehen.

Leitfragen

- Wird/wurde die Notwendigkeit der eingesetzten freiheitsentziehende Maßnahme/n regelmäßig überprüft?
  Hier geht es um die Beurteilung, ob
  - die angewendete freiheitsentziehende Maßnahme regelmäßig hinsichtlich ihrer Notwendigkeit durch eine Pflegefachkraft überprüft wird und beendet wird, wenn sie nicht mehr notwendig ist.
  - Das Überprüfungsintervall ist abhängig vom Krankheitsbild und dem Pflegezustand der versorgten Person.
- Erfolgt/e der Einsatz der Maßnahme/n fachgerecht?
  Hier geht es um die Beurteilung, ob
  - die angewendete freiheitsentziehende Maßnahme technisch korrekt erfolgt,
  - Risiken für die versorgten Personen durch eine fachgerechte Anwendung minimiert werden,
  - die Intimsphäre und Würde der versorgten Personen gewahrt werden.[15]

[15] Vgl. QPR stationär, S. 114

3.3.2 Formulierungen

Anwendung von Freiheitsentziehenden Maßnahmen

Nur nach richterlicher Genehmigung bzw. mit Einverständnis des Betroffenen.

- Therapietisch nur zu den Mahlzeiten anbringen.
- Immer darauf achten, dass der Gurt/die Sitzhose im Rollstuhl fachgerecht angebracht ist, auf evtl. Schäden achten.
- Bettgitter nur zum Schlafen/zur Bettruhe hochziehen – immer auf Funktionsfähigkeit überprüfen.
- Engmaschige Kontrolle z. B. des Bettgitters zu festgelegten Uhrzeiten.
- Bei Frau/Herrn... bei Mobilisation in den Rollstuhl den Gurt fachgerecht anbringen.

Krankheitsbezogene Anforderungen und Belastungen

- Frau/Herr... kann Schmerzen äußern, bei sämtlichen Transfers auf Zeichen von Schmerzen achten.
- Darauf achten, dass Frau/Herr... langsam aufsteht (»wegen Schmerzen in den ...«)
- Frau/Herr... möchte morgens und abends mit Schmerzgel eingerieben werden.
- Information, Anleitung und Schulung von Frau/Herrn..., ggf. des Pflegenden zu Dekubitusgefahr und Prophylaxemaßnahmen.
- Angehörige erhalten Informationsmaterial über Dekubitusrisiko und Prophylaxemaßnahmen.
- Frau/Herr... ist dekubitusgefährdet am ..., auf Hautrötungen achten, ggf. Maßnahmen einleiten.
- Informationsweitergabe über das Dekubitusrisiko und die Maßnahmenplanung an alle an der Pflege und Betreuung Beteiligten.
- Regelmäßige Information und Aufklärung von Frau/Herrn..., ggf. der pflegenden Angehörigen zur Dekubitusprophylaxe.

- Unterstützung und Schulung von Frau/Herrn... in der Selbstbeobachtung von Hautveränderungen.
- Frau/Herr... besucht eine Selbsthilfegruppe für Schlaganfallbetroffene.
- Information, Anleitung und Schulung von Frau/Herrn..., ggf. des Pflegenden zum Bobath-Konzept.
- Angehörige mit in die Pflege und Mobilisation einbeziehen.
- Am Donnerstagnachmittag kommt die KG ins Haus, bequeme Kleidung anziehen.
- Unterstützung und Schulung von Frau/Herrn... im Umgang mit der Notfallsituation »Atemnot«.
- Unterstützung und Schulung von Frau/Herrn... in der Selbstbeobachtung von atemnotauslösenden/-lindernden Faktoren.
- Frau/Herrn... über Anzeichen der Verschlechterung der Atemsituation informieren.
- Unterstützung und Schulung von Frau/Herrn... in der Selbstbeobachtung von stressauslösenden/-lindernden Faktoren.
- Ggf. Arzt informieren bei Veränderungen wie z. B. vermehrtes Husten, Zunahme der Atemnot, häufigerer Einsatz des Bedarfsspray, bestehendem Auswurf, Verfärbung des Auswurfs, Fieber.
- Frau/Herrn... über Entstehung von Atemnot, Stresssituationen, Möglichkeiten der medikamentösen und nichtmedikamentösen Behandlung informieren.
- Notfallmanagement bei akuter Atemnot:
  - Ruhe bewahren, Frau/Herrn... beruhigen,
  - evtl. Fenster öffnen,
  - evtl. andere Bewohner aus dem Zimmer bitten,
  - Atmungserleichterung (z. B. Kutschersitz, Lippenbremse etc.),
  - Bedarfsmedikation verabreichen
  - wenn keine Besserung einsetzt: Notarzt rufen.
- Bei MRSA: Hygienemaßnahmen laut Verfahrensanweisung einhalten.

Medikation/Verbandswechsel

Manche Einrichtungen planen einige der nachfolgenden Maßnahmen bereits im Verordnungsplan oder der Wunddokumentation.

- Medikamente richten und verabreichen nach ärztlicher Verordnung.
- Medikamente richten und verabreichen nach ärztlicher Verordnung und bei der Einnahme dabeibleiben.
- Frau/Herr… nimmt die gestellten Medikamente selbstständig ein.
- Verbandswechsel nach ärztlicher Anordnung mindestens 1x die Woche, Beschreibung der Wundsituation ggf. mit Bild.
- Auf Einstichstelle der PEG-Sonde achten, ggf. Verbinden nach ärztlicher Anordnung.
- Auf Einstichstelle des suprapubischen Katheters achten, ggf. Verbinden nach ärztlicher Anordnung.
- Trachealkanüle täglich reinigen und pflegen, fachgerecht einsetzen und fixieren.
- Frau/Herr… nimmt die Bedarfsmedikation von Schmerzmitteln selbstständig ein.
- Darauf achten, dass Frau/Herr… ihr sein Atemspray zu allen Aktivitäten mitnimmt.
- Medikamente richten:
  - Frau/Herr… kann aufgrund der gestörten Feinmotorik der Hände die Tabletten nicht in den Wochendispenser richten.
  - Frau/Herr… benötigt Hilfe bei der Gabe von Augentropfen.
- Das Schmerzpflaster jeden dritten Tag wechseln.
- Übernahme der Insulininjektionen/der Versorgung mit Medikamentenpumpen über einen subkutanen Zugang.
- Stellen und richten die Medikamente, darauf achten, dass Frau/Herr… diese regelmäßig einnimmt.
- Frau/Herrn… an die Einnahme der Medikamente erinnern.
- Auf Nebenwirkungen der Psychopharmaka wie … achten, Information an den Hausarzt/Facharzt geben.

- Regelmäßige Überprüfung der Medikamente auf Wechsel- und Nebenwirkungen (z. B. Atemdepression, Sedierung, Übelkeit, Erbrechen, Obstipation), ggf. Information an den Arzt.

Absaugen und Sauerstoffgabe

- Darauf achten, dass das Sauerstoffgerät funktionsfähig ist.
- Darauf achten, dass das Absauggerät funktionsfähig und sauber ist.
- Darauf achten, dass das Sauerstoffgerät auf die verordnete Sauerstoffmenge eingestellt ist.
- Inhalationsgerät mit Medikation nach ärztlicher Verordnung für Frau/Herrn... bereitstellen, ggf. Unterstützung bei der Inhalation.
- Darauf achten, dass bei Frau/Herrn... die Sauerstoffbrille richtig angebracht ist, auf Druckstellen achten.
- Frau/Herrn... beim Anbringen der Sauerstoffbrille unterstützen.
- Frau/Herrn... bei der Inhalation anleiten.
- Frau/Herrn... an die Inhalation erinnern.

Einreibungen sowie Kälte- und Wärmeanwendungen und andere Maßnahmen

- 2 x tägl. (morgens/abends) Einreibungen der Beine mit der Schmerzsalbe.
- 2 x tägl. (morgens/abends) Einreibungen der ... mit der ärztlich verordneten ... Salbe.
- Erwärmtes Dinkelkissen/Kirschkernkissen auf Wunsch bereitstellen.
- Kälte-Packs nach ärztlicher Anordnung anwenden.
- Frau/Herr... hat Schmerzen am ..., bekommt morgens/abends zur Linderung ein erwärmtes Kirschkernkissen.
- Bei Steifigkeit in den Fingergelenken ein Handbad anbieten.
- Warmes Armbad mit Spastik lösenden Ausstreichungen durchführen.
- Atemstimulierende Einreibung durchführen.
- Kinästhetische Ausstreichungen durchführen.
- Angebot eines Leinsamenwickels bei Verspannungen oder Schmerzen.
- Rhythmische Einreibung durchführen.

Messung und Deutung von Körperzuständen

- Übernahme der BZ-Kontrolle nach ärztlicher Anordnung. Frau/Herr... kann den BZ nicht mehr selbstständig messen.

- Übernahme der BZ-Kontrolle nach ärztlicher Anordnung, Aktivität verbal in kurzen Sätzen erläutern.
- Frau/Herrn... an die BZ-Kontrolle erinnern.
- Frau/Herrn... bei der BZ-Kontrolle anleiten.
- Frau/Herrn... zur BZ-Kontrolle auffordern.
- Übernahme BZ-Messung mit Sensor und Scanner 3–4 x tägl. 3
- Übernahme der RR-Kontrolle nach ärztlicher Anordnung. Frau/Herr... kann den RR nicht mehr selbstständig messen.
- Übernahme RR-Kontrolle nach ärztlicher Anordnung, Aktivität verbal in kurzen Sätzen erläutern.
- Bei Bedarf Übernahme der Temperaturmessung.
- Gewichtskontrolle 1 x pro Monat, ggf. öfter nach ärztlicher Anordnung.
- Gewichtskontrolle 1 x ...

Körpernahe Hilfsmittel

- Kompressionstrümpfe morgens im Liegen anziehen und abends beim Zu-Bett-Gehen ausziehen.
- Arm-, Knie- und Ellenbogenbandage rechts/links nach der Körperpflege anziehen.
- Frau/Herrn ... beim des An- und Ausziehen des Kompressionsarmstrumpfs unterstützen.
- Frau/Herrn ... an das An- und Ausziehen der Kompressionstrümpfe erinnern.
- Frau/Herrn... anleiten/ggf. unterstützen beim An- und Ausziehen der Kompressionsstrümpfe.
- Frau/Herrn... daran erinnern, die Bandagen an den Handgelenken an- und abzulegen.
- Frau/Herrn... daran erinnern, die Kniebandagen an- und abzulegen.
- Frau/Herrn... beim An- und Ablegen der Bandagen unterstützen, Aktivität verbal mit kurzen Sätzen begleiten.
- Bauch- und Rückenstützgürtel nach der Körperpflege anlegen.
- Bauch- und Rückenstützgürtel am Abend ausziehen.
- Frau/Herrn... beim Anlegen der rechten Beinprothese unterstützen.
- Kompressionstrümpfe an- und ausziehen, auf Druckstellen achten.
- Orthopädische Schuhe an- und ausziehen, auf Druckstellen achten.

- Beim Anlegen der Oberschenkel-/Unterschenkelprothese unterstützen, auf Druckstellen, Hautveränderungen, Schmerzäußerungen etc. achten.
- Beinorthese anziehen und abends beim Zu-Bett-Gehen ausziehen.

Arztbesuche/Therapiebesuche

- Begleitung zum Arzt 1 x pro Monat, Frau/Herr... benötigt Hilfe beim Hin- und Rückweg zum Arzt (Treppensteigen, Transfer zum Taxi, Begleitung in die Arztpraxis), Tochter/Angehörige daran erinnern.
- Begleitung zum Therapeuten durch die Tochter. Frau/Herr... ist schwergewichtig und als Rollstuhlfahrer besonders dekubitusgefährdet. Sie/Er muss 2x pro Woche zur Krankengymnastik/Logopädie/Ergotherapie, benötigt Hilfe bei Mikrolagerungen.
- Begleitung zum Arzt 1 x pro Monat durch..., Frau/Herr... ist nicht orientiert, zeitweise unruhig, benötigt Hilfe beim Hin- und Rückweg zum Arzt (Treppensteigen, Transfer Taxi, Begleitung Arztpraxis), eine Bezugsperson gibt Gefühl der Sicherheit.
- Begleitung zum Therapeuten durch..., Frau/Herr... ist nicht orientiert, muss 2 x pro Woche zur Krankengymnastik/Logopädie/Ergotherapie, benötigt Hilfe beim Hin- und Rückweg zur Therapie (Treppensteigen, Transfer Taxi, Begleitung Arztpraxis).
- Begleitung zum Arzt 1 x pro Monat, durch..., Frau/Herr... benötigt Hilfe beim Hin- und Rückweg zum Arzt wird begleitet (Treppensteigen, Transfer Taxi, Begleitung Arztpraxis), Bedarfsmedikation wird mitgegeben, tragbares Sauerstoffgerät mitnehmen, Bezugsperson gibt Gefühl der Sicherheit.
- Frau/Herr... muss 3 x pro Woche (Mo/Mi/Fr) zur Dialyse, wird um 08:00 Uhr durch den Fahrdienst abgeholt.

Therapiemaßnahmen im Pflegeheim

- Frau/Herr... motivieren, im Bett/Sessel/Rollstuhl Lageveränderungen vorzunehmen.
- Krankengymnastik 2 x pro Woche, KG meldet sich bei Beendigung der Behandlung bei der Pflegekraft zwecks Lagerung von Frau/Herrn...
- Mehrmals täglich Durchführung von Gehübungen.
- Frau/Herr... anleiten, 2 x tägl. vorsichtig die Gelenke durchzubewegen.
- 2 x pro Woche (Mi, Fr) kommt KG ins Haus.

- KG kommt ins Haus, Frau/Herrn... bequeme Kleidung anziehen.
- Frau/Herrn... zu den Bewegungsübungen wie Sitzgymnastik bringen.
- Frau/Herrn... motivieren, Bewegungsübungen selbst durchzuführen (Arm-/Beintrainer).
- Frau/Herr... nimmt an der Sitzgymnastik teil, daran erinnern.
- Mehrmals täglich bei Frau/Herrn... die Gelenke durchbewegen, Aktion vorher verbal/nonverbal (mit Initialberührung) ankündigen und verbal weiter begleiten.
- Frau/Herr... auffordern/anleiten, bei Bedarf Bewegungen vorführen, um 2 x tägl. die Gelenke durchzubewegen.
- 2 x pro Woche (Mo, Do) kommt KG ins Haus, Frau/Herrn... daran erinnern, bei Bedarf ins Zimmer begleiten.
- KG am Freitag kommt ins Haus, Frau/Herrn... erinnern, bequeme Kleidung anziehen, evtl. beim Kleidungswechsel helfen.
- 1–2 x tägl. nach Absprache mit KG Bewegungsübungen zur Kräftigung der Muskulatur durchführen, Frau/Herrn... daran erinnern, Bewegungen vormachen.
- Frau/Herr... nimmt an der Gruppengymnastik teil, an den Termin erinnern.
- Frau/Herr... nimmt an der Sturzprophylaxe teil, an den Termin erinnern.
- Tägliches Gleichgewichtstraining durchführen, Frau/Herrn... zum Mitmachen auffordern, Übungen langsam im Tempo von Frau/Herrn... ausführen.
- Mehrmals täglich mit Frau/Herrn... Gehübungen durchführen.
- Therapeutische Rückenlagerung durchführen.
- Therapeutische Lagerung auf der betroffenen Seite durchführen.
- Therapeutische Lagerung auf der gesunden Seite durchführen.
- 2 x pro Woche (Mi, Fr) kommt die Ergotherapeutin ins Haus, Frau/Herrn... daran erinnern, bei Bedarf ins Zimmer begleiten.
- 2 x pro Woche (Mo, Do) kommt die Logopädin ins Haus, Frau/Herrn... daran erinnern, bei Bedarf ins Zimmer begleiten.
- 2 x tägl. Übungen für die Mundmotorik nach Vorgabe der Logopädie durchführen.
- Mit Frau/Herrn... Übungen zur Feinmotorik nach Vorgabe der Ergotherapie durchführen.

- Mit Frau/Herrn... Schreibübungen nach Vorgabe der Ergotherapie durchführen.
- Mit Frau/Herrn... Schwingübungen nach Vorgabe der Ergotherapie durchführen.
- Frau/Herr... nimmt an der Gruppengymnastik teil, an den Termin erinnern, evtl. begleiten.
- Atemstimulierende Einreibung 2 x tägl. (morgens/abends) durchführen.
- Vibrationsbehandlung 2 x tägl. (morgens/abends) durchführen.
- Frau/Herrn... zur Lippenbremse anleiten.
- Frau/Herrn... zur Durchführung der Atemtherapie mit dem Atemphysiotherapiegerät anleiten.
- Frau/Herrn... zum kontrollierten Abhusten anleiten.
- Frau/Herrn... zur Zwerchfellatmung anleiten.
- Frau/Herrn... zu Entspannungsübungen anleiten.
- Frau/Herrn... zu Atemübungen nach Vorgabe des Physiotherapeuten anleiten.
- Frau/Herrn... motivieren, an der Lungensportgruppe am ... teilzunehmen.
- 1–2 x tägl. nach Absprache mit KG Bewegungsübungen zur Kräftigung der Muskulatur durchführen, Frau/Herrn... dazu motivieren.
- 1 x tägl. Training Muskelkraft unter Anleitung/nach Vorgabe der Physiotherapie.

3.4 SIS®-Themenfeld 4: »Selbstversorgung«

Wichtig **Leitgedanken zum Themenfeld 4 der SIS®**

- Inwieweit ist die versorgte Person dazu in der Lage, die Körperpflege, das An- und Auskleiden, das Essen und Trinken und die Toilettengänge selbst durchzuführen? Bestehen hier Beeinträchtigungen?
- Wo benötigt die versorgte Person Unterstützung?
- Werden Hilfsmittel genutzt?
- Wie hat die versorgte Person sich täglich versorgt, gibt es Rituale oder Vorlieben?
- Worauf legt die versorgte Person besonderen Wert, z. B. bei der Kleidung, bei der Körperpflege?
- Zu welchen Zeiten wurden Mahlzeiten eingenommen? Gibt es Vorlieben, Abneigungen, Unverträglichkeiten?
- Gibt es Risiken (z. B. Mangelernährung, Schluckstörungen und Ablehnungen von Essen und Trinken)?
- Welche Ressourcen gibt es?

3

3.4.1 Qualitätsbereiche der QPR stationär

Bereich 1: Unterstützung bei Mobilität und Selbstversorgung

1.2 Unterstützung bei der Ernährung und Flüssigkeitsversorgung
Leitfragen

- Sind die Ernährungssituation inkl. Flüssigkeitsversorgung der versorgten Person sowie die Selbstständigkeit der versorgten Person in diesem Bereich fachgerecht erfasst worden?
  Hier ist zu beurteilen, ob
  - eine fachgerechte Einschätzung der Ernährungssituation hinsichtlich Anzeichen oder dem Vorliegen einer etwaigen Mangelernährung und unzureichenden Flüssigkeitsaufnahme (z. B. unauffällige, trockene

Schleimhäute, stehende Hautfalten), Nahrungsmittelunverträglichkeiten sowie ein etwaiges Aspirationsrisiko vorliegt.

- Erfolgt eine ausreichende, bedürfnisgerechte Unterstützung der versorgten Person bei der Nahrungs- und Flüssigkeitsaufnahme?
  Hier ist zu beurteilen, ob
  - bei der individuellen Maßnahmenplanung die unter Punkt 1 angesprochene aktuelle Ernährungssituation berücksichtigt ist und die Maßnahmen durchgeführt werden,
  - die Wünsche der versorgten Person zur Ernährung ermittelt und bei der Durchführung von Maßnahmen berücksichtigt werden,
  - die Entwicklung der Ernährungssituation der versorgten Person beobachtet und bei auffälligen Veränderungen Kontakt zum behandelnden Arzt aufgenommen wird.
- Werden erforderliche Hilfsmittel zur Unterstützung der Ernährung und Flüssigkeitsaufnahme fachgerecht eingesetzt?
  Hier ist zu beurteilen, ob
  - der versorgten Person entsprechend der Einschätzung der Ernährungssituation inkl. der Flüssigkeitsversorgung und der damit einhergehenden Risiken geeignete Hilfsmittel zur Verfügung stehen,
  - die Hilfsmittel, soweit möglich, individuell angepasst sind,
  - die versorgte Person jederzeit, ggf. mit Unterstützung durch eine Pflegekraft, die Hilfsmittel nutzen kann.

Info

Die beschränkten Einflussmöglichkeiten von Pflegeeinrichtungen auf die Beschaffung von Hilfsmitteln sind zu berücksichtigen. Der Prüfer sollte sich im Gespräch, bei der Inaugenscheinnahme der versorgten Person und ihres Zimmers ein eigenes Bild über das Vorhandensein, die Verfügbarkeit sowie den Einsatz der Hilfsmittel machen und bei der Beurteilung mitberücksichtigen.*

* QPR stationär, S. 100

1.3 Unterstützung bei Kontinenzverlust, Kontinenzförderung

Wichtig

Hier wird auch die Stuhlkontinenz berücksichtigt!

3

Leitfragen

- Wurde die Kontinenz der versorgten Person zutreffend erfasst?
  Hier ist zu beurteilen, ob
  - eine fachgerechte Einschätzung vorliegt, die den aktuellen Status der Kontinenz zutreffend und nachvollziehbar abbildet.

Info

Bei Harnkontinenz wird die Darstellung des jeweiligen Kontinenzprofils gemäß Expertenstandard erwartet. Der Nachweis erfolgt anhand entsprechender Einträge in der Pflegedokumentation, die durch Angaben der Mitarbeiter der Einrichtung ergänzt werden können.

- Werden geeignete Maßnahmen zum Kontinenzerhalt, zur Unterstützung bei Kontinenzverlust oder beim Umgang mit künstlichen Ausgängen durchgeführt?
  Hier ist zu beurteilen ist, ob
  - die individuelle Maßnahmenplanung die festgestellten Beeinträchtigungen der Kontinenz berücksichtigt und die Maßnahmen durchgeführt werden,
  - etwaige Wünsche der versorgten Personen ermittelt und bei der Durchführung von Maßnahmen berücksichtigt werden,
  - die Entwicklung der Kontinenz beobachtet wird und im Falle auffälliger Veränderungen Kontakt zum behandelnden Arzt aufgenommen wird.

- Werden erforderliche Hilfsmittel fachgerecht eingesetzt?
  Hier ist zu beurteilen, ob
  - der versorgten Person entsprechend dem Kontinenzprofil geeignete Hilfsmittel zur Verfügung stehen,
  - die Hilfsmittel, soweit möglich, individuell angepasst sind,
  - die versorgte Person jederzeit, ggf. mit Unterstützung durch eine Pflegekraft, die Hilfsmittel nutzen kann,

Info

Bei der Beurteilung der erforderlichen Hilfsmittel sind die beschränkten Einflussmöglichkeiten von Pflegeeinrichtungen auf die Beschaffung von Hilfsmitteln zu berücksichtigen.*

* Vgl. QPR stationär, S. 101

1.4 Unterstützung bei der Körperpflege

Wichtig

Die Körperpflege umfasst auch die Mund und Zahnpflege!

Leitfragen

- Werden bedarfsgerechte Maßnahmen zur Unterstützung bei der Körperpflege durchgeführt?
  Hier ist zu beurteilen, ob
  - die individuelle Maßnahmenplanung eine bedarfsgerechte Unterstützung bei der Körperpflege gewährleistet und die erforderlichen Maßnahmen durchgeführt werden (einschließlich Mund- und Zahnpflege),
  - grundlegende hygienische Anforderungen an die Körperpflege beachtet werden,

- der Zustand der Haut, der Haare und der Fuß- und Fingernägel sowie die Mund- und Zahngesundheit im Rahmen der Einwirkungsmöglichkeiten der Einrichtung angemessen ist.

- Wurden etwaige Auffälligkeiten des Hautzustands beurteilt und wurde auf diese Auffälligkeiten fachgerecht reagiert?
  Hier ist zu überprüfen, ob
  - die mit diesen Auffälligkeiten verbundenen Risiken und fachlichen Anforderungen berücksichtigt werden.

Info
Angesprochen sind hier beispielsweise Auffälligkeiten wie Rötungen, Schuppungen, übermäßig trockene oder feuchte Haut. Dazu gehören auch die Einschätzung des Dekubitusrisikos, die Durchführung der pflegerischen Maßnahmen und – wenn die Auffälligkeiten auf schwerwiegende pathologische Veränderungen hindeuten – ggf. auch die Kommunikation mit dem behandelnden Arzt.

- Werden bei der Körperpflege Wünsche der versorgten Person, das Selbstbestimmungsrecht und der Grundsatz der Wahrung der Intimsphäre berücksichtigt?
  Hier ist zu beurteilen ist, ob
  - die Wünsche der versorgten Person ermittelt und in der Maßnahmenplanung und Durchführung der Pflege berücksichtigt werden.

Info
Die Frage sollte vorrangig im Gespräch mit der Person überprüft werden. Ist das nicht möglich, sollten Einzelheiten der Körperpflege im Fachgespräch mit den Mitarbeitern erfasst und beurteilt werden.*

* Vgl. QPR stationär, S. 102

Bereich 3: Unterstützung bei der Gestaltung des Alltagslebens und der sozialen Kontakte

3.3 Nächtliche Versorgung

Wichtig

Maßnahmen wie Lagerung, Hilfen beim Toilettengang/Inkontinenzversorgung sowie der Umgang mit Verschiebungen/Umkehrungen des Tag-/Nachtrhythmus oder Einschlafschwierigkeiten werden hier einbezogen!

Leitfragen

- Liegt eine aussagekräftige Bedarfseinschätzung und Maßnahmenplanung für die nächtliche Versorgung vor?

Info

Eintragungen in der Pflegedokumentation sind nur dann erforderlich, wenn ein nächtlicher Unterstützungsbedarf besteht.

- Wird bei bestehenden Ein- und Durchschlafschwierigkeiten eine darauf ausgerichtete Unterstützung geleistet?

Info

Hierzu gehört auch die Frage, inwieweit eine geeignete Tagesstruktur existiert und die versorgte Person tagsüber in Aktivitäten eingebunden ist.

- Berücksichtigt die Maßnahmenplanung besondere Risikosituationen während der Nacht (z. B. bei Personen mit motorisch geprägten Verhaltensauffälligkeiten)?

Info

Liegt eine solche Risikosituation vor, sollten in der Maßnahmenplanung entsprechend Hinweise (zumindest Hinweise zur notwendigen Beobachtung) enthalten sein.*

* Vgl. QPR stationär, S. 110

3.4.2 Formulierungen

Waschen des Oberkörpers/Körperpflege im Bereich des Kopfes/ Waschen des Intimbereichs/Duschen und Baden inklusive Haarwäsche

- 2x die Woche ein warmes Bad zum Entspannen der Gelenke anbieten, meist dienstags und samstags.
- TÜ: Oberkörper, Rücken und Arme waschen (Frau/Herr... wäscht sich Gesicht und vorderen Oberkörper selbst).
- Frau/Herr... benötigt Hilfe beim Aufstehen und Begleitung ins Bad, danach auf die Toilette setzen und Wasser zum Waschen einlassen (wäscht sich selbst, holt Hilfe, wenn sie/er fertig ist). Danach beim Anziehen unterstützen.
- Waschwasser einlassen, Frau/Herr... wäscht sich dann selbstständig.
- Frau/Herr... putzt sich die Zähne selbst, wenn die Zahncreme auf der Zahnbürste aufgebracht ist.
- Alle Gegenstände, wie z. B. Mund- und Zahnpflegeutensilien, bereitlegen.
- Prothese reinigen, Haftcreme aufbringen und einsetzen.
- Implantatpflege am Morgen und Abend mit Zahnseide und Nachputzen.
- Herrn... den Rasierapparat in die Hand geben und bei der Rasur unterstützen.
- Montags immer den Bart von Herrn... trimmen.

- VÜ: Nassrasur.
- Spezial-Kamm/Bürste für Frau/Herrn… bereitlegen.
- Haare kämmen, Zopf flechten und hochstecken.
- Frau/Herrn… beim Baden unterstützen (beim Ein- und Aussteigen).
- Unterstützung beim Transfer in die Badewanne mit dem Badelifter, beim Baden dabeibleiben.
- Eincremen nach der Körperpflege mit …
- Basale Stimulation zur Wahrnehmungsförderung des Körpers, z. B. belebende Waschung durchführen.
- Morgens im Rahmen der Körperpflege Hautinspektion durchführen, insbesondere z. B. Fersen, Trochanter.
- Waschen des Oberkörpers/Körperpflege im Bereich des Kopfes/Waschen des Intimbereichs/Duschen und Baden inklusive Haarwäsche, dazu Zeit lassen (gut abtrocknen, mildes Pflegemittel verwenden).
- Bei der Körperpflege Haut nach dem Waschen vorsichtig abtupfen.
- TÜ: Oberkörper, Rücken und Arme waschen (Frau/Herr… wäscht sich Gesicht und vorderen Oberkörper selbst), soll sich dazu auf den Stuhl setzen (Sitz-Zeit beschränkt auf … Minuten).
- Frau/Herrn zum Duschen auf den Duschstuhl setzen, darauf achten, dass sie/er nicht länger als 30 Minuten sitzt.
- Frau/Herrn… mit Badelifter in die Badewanne setzen und dabeibleiben, wegen Dekubitusgefahr nicht länger als … Minuten.
- Anleitung/Hilfestellung beim Waschen des Oberkörpers, jede einzelne Tätigkeit vorführen und benennen.
- TÜ: Oberkörper, Rückenwaschen, Anleitung geben beim Waschen des Gesichts, der Arme/Hände.
- TÜ: Oberkörper, Rückenwaschen, Frau/Herrn… immer wieder auffordern, sich das Gesicht, die Arme/Hände zu waschen, den Waschlappen einzuseifen, die Seife wieder zu entfernen und sich abzutrocknen.
- Frau/Herr… benötigt Hilfe beim Aufstehen und Begleitung ins Bad, auf die Toilette setzen, danach zum Waschen ans Waschbecken setzen; anleiten, den Wasserhahn aufzudrehen. Frau/Herr… wäscht sich nach Aufforderung, Vorgang beobachten und bei Bedarf Anleitung geben. Frau/Herrn… zum Abtrocknen anleiten. Danach beim Anziehen unterstützen.
- Waschwasser einlassen, Frau/Herr… wäscht sich nach Aufforderung selbst.

- Frau/Herr... putzt sich die Zähne selbst, wenn die Zahncreme auf der Zahnbürste aufgebracht ist und sie/er daran erinnert wird.
- Frau/Herrn... auffordern in die Dusche zu gehen, sich hinzusetzen, das Wasser aufzudrehen, sich einzuseifen, die Haare zu waschen, sich abzutrocknen. Dabei bleiben, bei Handlungsabbruch weitere Anleitungen geben.
- Alle Gegenstände, wie z. B. Mund- und Zahnpflegeutensilien, bereitlegen, Frau/Herrn... an die Zahn- und Mundpflege erinnern.
- Frau/Herrn... anleiten/bei Bedarf Handführung zum Reinigen der Prothese geben, anleiten zum Aufbringen der Haftcreme und Einsetzen der Prothese.
- Erinnerung an die Implantatpflege am Morgen und Abend mit Zahnseide, bei Bedarf dazu anleiten, evtl. nachputzen.
- Frau/Herrn... den Rasierapparat in die Hand geben und bei der Rasur unterstützen (Anleiten bei der Handlung).
- Frau/Herr... daran erinnern, am Montag den Bart zu trimmen.
- VÜ: Nassrasur.
- Frau/Herrn... ans Haarekämmen erinnern, Unterstützung geben beim Flechten des Zopfs.
- Frau/Herrn... ans Haarekämmen erinnern.
- Haare kämmen mit Handführung und verbaler Begleitung.
- Unterstützung beim Transfer in die Badewanne mit dem Badelifter, beim Baden dabeibleiben, Frau/Herrn... auffordern sich zu waschen.
- Frau/Herr... daran erinnern, sich nach der Körperpflege einzucremen mit ...
- Initialberührung ausführen, Waschen des Ober- und Unterkörpers im Bett, die Handlungen verbal begleiten, Zeit lassen, sanft abtrocknen.
- TÜ: Oberkörper, Rücken und Arme waschen (Frau/Herr... wäscht sich Gesicht und vorderen Oberkörper, hierzu anleiten), Frau/Herr... soll sich dazu auf den Stuhl setzen.
- Frau/Herrn... zum Duschen begleiten, auf den Duschstuhl setzen, Wassertemperatur beachten, darauf achten, dass sich Frau/Herr... wäscht und gut abtrocknet (Handlungsschritte dabei anleiten).
- Beruhigende Ganzkörperwäsche (GKW) mit Hautpflege durchführen.
- Neurophysiologische GKW bei Hemiplegie durchführen.

- Geführte Waschung durchführen (Bewegungen werden mit Hilfe der PK von Frau/Herrn... ausgeführt).
- Auf die richtige Temperatur des Wasch- und Badewassers achten.
- Darauf achten, ob Frau/Herr... Hautläsionen, Wunden hat.
- Frau/Herrn... mit Neglect: am Waschtisch alle Waschutensilien auf der betroffenen Seite platzieren.
- Frau/Herrn... darauf aufmerksam machen, die rechte bzw. linke Seite des Oberkörpers zu waschen.
- Frau/Herrn... darauf aufmerksam machen, die rechte bzw. linke Gesichtshälfte einzucremen.
- Geführte Waschung im Bett: die Verrichtungen bzw. die dazu nötigen Bewegungen werden zusammen mit Frau/Herrn... in Handführung durchgeführt.
- Bei Frau/Herrn... wird die Körperpflege im Bett durchgeführt:
  - Oberkörperwäsche (OK) wird im Sitz im Bett durchgeführt,
  - Frau/Herr... soll Gesichts- und Mundpflege selbst durchführen,
  - PK zeigt die einzelnen Schritte, gibt ggf. Handführung,
  - PK bereitet und reicht alle Waschutensilien vor/an.
  - Frau/Herr... wäscht/trocknet den OK und den betroffenen Arm,
  - PK wäscht/trocknet den nicht betroffenen Arm.
  - VÜ: Waschen des Unterkörpers im Bett durch PK.
- Bei Frau/Herrn... wird die Körperpflege im Bett durchgeführt:
  - Frau/Herr ... befindet sich im Langsitz (darauf achten, dass der Kopf nicht nach vorn fällt, Nackenhörnchen nutzen), auf Lagerung des betroffenen Arms achten
  - Vorgehen von der betroffenen Seite aus,
  - Initialberührung durchführen,
  - Beginn VÜ Waschen des Oberkörpers und ankleiden,
  - Gesichts- und Mundpflege durchführen,
  - VÜ Rückenwaschen und Unterkörperwäsche im Bett,
  - Frau/Herrn... immer informieren, was gemacht werden soll/wird.
- Bei Frau/Herrn... wird die Körperpflege am Waschbecken durchgeführt, zuvor TÜ/VÜ Unterkörperwäsche im Bett,
  - Waschutensilien vorbereiten
  - Frau/Herr... sitzt sicher auf einem Stuhl,

- PK steht an der betroffenen Seite, Lagerung des betroffenen Arms auf einem Kissen,
- Anleitung zum Waschen/Abtrocknen des Oberkörpers sowie zur Gesichts- und Mundpflege.

- Bei Frau/Herrn... mit Pushersyndrom wird die Körperpflege am Waschbecken durchgeführt, zuvor TÜ/VÜ Unterkörperwäsche im Bett
  - Waschutensilien sind vorbereitet
  - Frau/Herr... sitzt sicher auf einem Hocker,
  - PK sitzt hinter Frau/Herr... und stabilisiert den Rücken,
  - Anleitung zum Waschen/Abtrocknen des Oberkörpers sowie zur Gesichts- und Mundpflege.
- Unterkörperwäsche am Waschbecken, Intimbereich TÜ im Stand durch PK,
  - Frau/Herr... sitzt sicher im Rollstuhl,
  - betroffener Arm liegt auf dem Oberschenkel von Frau/Herrn...,
  - Anleitung zum Waschen/Abtrocknen des betroffenen Beins,
  - VÜ Waschen/Abtrocknen des nicht betroffenen Beins durch PK.
- Unterkörperwäsche im Bett in Seitenlage auf der betroffenen Seite:
  - Waschutensilien sind vorbereitet,
  - Frau/Herr... anleiten, sich den Intimbereich/die Beine zu waschen und abzutrocknen.
- Mund- und Zahnpflege:
  - Utensilien vorbereiten,
  - Frau/Herr... verbal anleiten, die rechte Zahnreihe zu putzen, den Mund gut auszuspülen.
- Mund- und Zahnpflege:
  - Utensilien vorbereiten,
  - Frau Herrn... verbal anleiten, die linke Zahnreihe zu putzen, den Mund gut auszuspülen.
- Spezielle Mundpflege in Seitenlage bei Frau/Herrn... durchführen:
  - Utensilien sind vorbereitet (weiche Zahnbürste),
  - Handtuch unterlegen,
  - initial das Gesicht von Frau/Herrn... vom Kiefergelenk zum Mund hin langsam ausstreichen,
  - Hand von Frau/Herrn... zum Mund führen,
  - mit der Rückseite der Zahnbürste Lippen langsam berühren,

  - Kau- und Innenfläche der Zähne immer in gleicher Reihenfolge reinigen,
  - immer Information geben über das, was getan werden soll.
- Mehrmals pro Schicht Mundschleimhaut anfeuchten:
  - PK zieht Handschuhe an,
  - Mundpflegekompresse um einen Finger wickeln,
  - mit dem Finger Wangentasche ausstreichen und Mund befeuchten.
- Alle Gegenstände, wie z. B. Mund- und Zahnpflegeutensilien, bereitlegen,
  - Frau/Herrn... zur Mund- und Zahnpflege anleiten. Darauf achten, dass linke und rechte Mundhälfte abgetrocknet wird.
- VÜ Prothese reinigen, TÜ Haftcreme aufbringen und einsetzen.
- VÜ Implantatpflege am Morgen und Abend mit Zahnseide und Nachputzen.
- Rasierapparat in die nicht betroffene Hand geben, Frau/Herrn... zur Rasur anleiten, ggf. bei der Rasur unterstützen.
- Waschtraining nach Bobath durchführen.
- Anleitung/Hilfestellung beim Waschen des Oberkörpers, Frau/Herr... soll sich dazu auf den Hocker vor dem Waschbecken hinsetzen, bei Bedarf Pausen einlegen.
- TÜ: Oberkörper, Rückenwaschen, Frau/Herrn... die Waschutensilien in Reichweite hinlegen.
- Frau/Herr... benötigt Hilfe beim Aufstehen und Begleitung ins Bad:
  - Frau/Herrn... auf die Toilette setzen lassen, danach zum Waschen ans Waschbecken setzen,
  - Frau/Herr... lässt das Wasser selbst ein,
  - Frau/Herr... wäscht sich OK selbst, sagt, wenn sie/er Hilfe benötigt,
  - Kleidung reichen, Hilfe beim Anziehen des Unterkörpers geben, Beobachtung der Atemsituation, bei Bedarf Pausen einlegen, insgesamt ruhiges langsames Vorgehen.
- Frau/Herrn... mehrmals am Tag zur Mundpflege auffordern.
- Frau/Herrn... mehrmals am Tag auffordern, Mundspülungen mit ... durchzuführen.
- Frau/Herr... unterstützen beim Duschen:
  - Frau/Herr... soll sich dazu auf einen Stuhl setzen,
  - Waschutensilien werden in Reichweite platziert,

- Unterstützung beim Waschen der Haare, Rücken, Unterkörper, Frau/Herrn... dabei beobachten.
- Vor dem Einschlafen eine beruhigende Waschung mit ... anbieten.
- Vor dem Einschlafen ein Fußbad anbieten.

An- und Auskleiden des Ober- und Unterkörpers

- Beim An- und Auskleiden unterstützen.
- Auf das Tragen von Kleidung mit Klettverschluss achten.
- Frau/Herr... kann sich selbst anziehen, wenn die Kleidung gereicht wird. Benötigt aber beim Ausziehen Hilfe.
- Frau/Herr... benötigt Hilfe bei Kleidung, die man über den Kopf anziehen muss.
- Ankleiden des Unterkörpers (Ankleiden des Oberkörpers erledigt Frau/Herr... selbstständig).
- Hose/Rock anziehen und über die Knie ziehen, das Hochziehen von Hose/Rock gelingt Frau/Herrn... selbstständig.
- Klettverschluss an den Schuhen schließen (Frau/Herr... kann die Schuhe selbstständig anziehen).
- Schuhe anziehen und zubinden.
- Darauf achten, dass Frau/Herr... warme Unterwäsche anzieht.
- Beim An- und Auskleiden des Unterkörpers unterstützen, auf Faltenbildung achten.
- Darauf achten, dass Frau/Herr... bequeme/weite Kleidung trägt.
- Ankleiden des Unterkörpers (Ankleiden des Oberkörpers erledigt Frau/Herr... selbstständig), auf richtige druckfreie Positionierung des Katheters/-ableitung achten.
- Ankleiden des Unterkörpers (Ankleiden des Oberkörpers erledigt Frau/Herr... selbstständig), auf richtige druckfreie Positionierung der PEG-Sonde/-ableitung achten.
- VÜ An- und Auskleiden, auf richtige druckfreie Positionierung des Portkatheters achten.
- Dekubitusgefahr an der Ferse, Anziehen der weichen Therapieschuhe oder offener Schuhe.
- Beim Transfer von Bett in den Rollstuhl auf faltenfreie Kleidung achten.
- Kleidung bereitlegen, beim An- und Auskleiden dabeibleibe, Frau/Herrn... anleiten, darauf achten, dass die richtige Reihenfolge eingehalten wird.

- Schmutzwäsche am Abend entfernen, gemeinsam mit Frau/Herrn... Bekleidung in der richtigen Reihenfolge für den nächsten Tag bereitlegen.
- Frau/Herrn... beim An- und Auskleiden anleite, auf richtige Reihenfolge achten und bei Bedarf auf den richtigen Sitz der Kleidung achtgeben.
- Darauf achten, dass Frau/Herr... am Morgen frische Unterwäsche anzieht und die Schmutzwäsche nicht in den Schrank zurücklegt.
- Frau/Herrn... daran erinnern, Strümpfe anzuziehen.
- Frau/Herrn... daran erinnern, Unterwäsche anzuziehen.
- Frau/Herrn... daran erinnern, sich am Morgen anzukleiden.
- Frau/Herrn... daran erinnern, sich am Abend auszukleiden und das/den ...anzuziehen.
- Frau/Herrn... anleiten, den Klettverschluss an den Schuhen zu schließen.
- Frau/Herrn... daran erinnern, die Schuhe anzuziehen und zuzubinden.
- Frau/Herrn... dazu auffordern, warme Unterwäsche anzuziehen.
- VÜ beim An- und Auskleiden des Unterkörpers, Handlung verbal erläutern.
- Unter Anleitung Ankleiden des Ober und Unterkörpers, bei Bedarf mit Handführung dabei unterstützen.
- Wäsche bereitlegen und Frau/Herrn... Ankleiden des Unterkörpers auffordern.
- Frau/Herrn... darauf aufmerksam machen, wenn das T-Shirt/der Pullover verkehrt herum angezogen wurde.
- Anleitung des Betroffenen zum Ankleiden des Ober- und Unterkörpers geben:
  - Frau/Herr... sitzt sicher auf einen Stuhl,
  - Mit der betroffenen Seite beginnen und darauf achtgeben, dass die Kleidung nicht einschnürt.
- Anleitung des Betroffenen zum Ankleiden des Ober- und Unterkörpers geben:
  - Frau/Herr... sitzt sicher auf einen Stuhl,
  - PK macht Handlungsschritte zum Ankleiden des Ober- und Unterkörpers vor, arbeitet ggf. mit Handführung des Betroffenen, Zeit lassen,
  - darauf achten, dass die Kleidung nicht einschnürt.

- Anleitung des Betroffenen zum Ankleiden des Ober- und Unterkörpers geben:
  - Frau/Herr... sitzt sicher auf einen Stuhl,
  - Anleitung zum Auskleiden des Ober- und Unterkörpers geben,
  - Beginn mit der weniger betroffenen Seite, evtl. Knöpfe schließen.
- Anleitung des Betroffenen zum Ankleiden des Ober- und Unterkörpers geben:
  - Frau/Herr... sitzt sicher auf einen Stuhl,
  - PK macht Handlungsschritte zum Auskleiden des Ober- und Unterkörpers vor, arbeitet ggf. mit Handführung des Betroffenen,
  - Beginn mit der weniger betroffenen Seite,
  - evtl. Knöpfe schließen.
- Anleitung des Betroffenen zum Ankleiden des Ober- und Unterkörpers geben:
  - Frau/Herr... sitzt sicher auf einem Stuhl,
  - Anleiten zum Anziehen der Strümpfe und Schuhe,
  - Frau/Herrn... auffordern, das betroffene Bein über das gesunde Bein zu legen, dann den Strumpf anziehen,
  - Anleitung geben zum Anziehen des Strumpfes am gesundes Bein,
  - Anleitung geben, die Schuhe ebenso anzuziehen (langer Schuhlöffel).
- Anziehen im Bett:
  - Frau/Herr... liegt in der A-Lagerung,
  - VÜ Ankleiden des Ober- und Unterkörpers im Bett,
  - Information/Anleitung geben zu allen Handlungen,
  - Beginn mit der betroffenen Seite.
- Ausziehen im Bett:
  - Frau/Herr... liegt in der A-Lagerung,
  - VÜ Auskleiden des Ober- und Unterkörpers im Bett,
  - Information geben zu allen Handlungen,
  - Beginn mit weniger betroffenen Seite.
- Ausziehen im Bett:
  - Frau/Herr... liegt im Langsitz im Bett,
  - Lagerung,
  - Anleitung zum Auskleiden des Ober- und Unterkörpers im Bett,
  - Information geben zu allen Handlungen,
  - bei Handlungsabbruch Handführung geben.

- Anziehen im Bett:
  - Frau/Herr... liegt in der A-Lagerung,
  - TÜ Ankleiden des Ober- und Unterkörpers im Bett,
  - Information geben zu allen Handlungen,
  - Beginn immer mit der betroffenen Seite,
  - bei Handlungsabbruch Handführung geben.
- An- und Ausziehtraining durchführen.
- Auf das Tragen von weiter Kleidung mit Klettverschluss achten.
- Frau/Herr... kann sich selbstständig unter Anleitung die bereitgelegte Kleidung anziehen. Benötigt Hilfe beim Ausziehen (Knöpfe öffnen), Kleidung für den nächsten Tag aussuchen.
- Klettverschluss an den Schuhen schließen (Frau/Herr... kann die Schuhe selbstständig anziehen), daran erinnern, den Schuhlöffel zu nutzen.
- Frau/Herrn... beim An- und Auskleiden unterstützen, Frau/Herr... sagt selbst, wo sie/er je nach Tagesverfassung Hilfe benötigt.
- Frau/Herrn... beim An- und Auskleiden unterstützen, Pausen einlegen, Atemsituation beobachten.
- Frau/Herrn... beim An- und Ausziehen der Strümpfe unterstützen.
- Zum Schlafen Wollsocken anziehen.

Essen und Trinken: Mundgerechte Zubereitung der Nahrung und/oder Eingießen von Getränken

- Essen richten und servieren.
- Essen richten und mundgerecht servieren.
- Fleisch schneiden, essen kann Frau/Herr... selbstständig.
- Antirutschbrett bereitlegen.
- Spezialbesteck bereitlegen.
- Ergonomisch geformte Tasse bereitstellen.
- Frau/Herr... kann Brot selbst belegen, aber nicht klein schneiden.
- Zum Abendessen einen Apfel schälen und klein schneiden.
- Spezialbesteck bereitlegen und bei der Essenseinnahme unterstützen.
- Teekanne bereitstellen und Tee eingießen.
- Getränke servieren (Frau/Herr... trinkt selbstständig).
- Anreicherung der Haupt- und Zwischenmahlzeiten mit Proteinprodukt.
- Anreicherung aller Speisen mit hochkalorischem Produkt ...

- Essen auf Rädern: Mittagessen in der Mikrowelle wärmen, richten und servieren auf den Mittagstisch, zusätzliche Anreicherung mit Protein.
- Bei Gewichtsverlust Nahrung anreichern mit ...
- Betthochstellen zum Essen für kurze Zeit, nach unten rutschen vermeiden durch ...
- Frau/Herr... erhält Wunschkost wie ...
- Getränke servieren (Frau/Herr... trinkt selbstständig).
- Essprotokoll führen.
- Trinkprotokoll führen.
- Frau/Herrn... zum Mittagessen abholen und in den Aufenthaltsraum zum gewohnten Platz bringen.
- Frau/Herr... daran erinnern, zum Mittagessen in den Aufenthaltsraum zu gehen.
- Zusammen mit Frau/Herrn... den Frühstückstisch eindecken.
- Frau/Herrn... dazu anleiten, sich das Brot selbst zu bestreichen und zu belegen.
- Frau/Herrn... beim Frühstück/Mittagessen/Abendessen immer wieder zum Weiteressen auffordern.
- Frau/Herrn... zum Essen und Trinken anleiten, Handlungen verbal begleiten, bei Bedarf mit Handführung unterstützen.
- Fingerfood zum Frühstück, Abendessen ... anbieten.
- Frau/Herrn... zum Trinken auffordern.
- Getränke eingießen und Frau/Herrn... ans Trinken erinnern.
- Frau/Herr... erhält das Frühstück immer um ... Uhr, sie/ihn an den gewohnten Platz setzen.
- Frühstücksbrot in der Brotdose richten, Thermoskanne mit Tee bereitstellen.
- Alle Hauptmahlzeiten mit hochkalorischem Zusatz anrichten.
- Fleisch schneiden, Löffel bereitlegen, beim Essen dabeibleiben, immer wieder zur Nahrungsaufnahme anleiten.
- Zum Abendessen einen Apfel schälen und klein schneiden, an das Essen erinnern.
- Frau/Herrn... anleiten, den Mund zu öffnen, gut zu kauen und zu schlucken, Handlung verbal und mit Mimik und Gestik begleiten bzw. vormachen (genügend Zeit dazu lassen).
- Teekanne bereitstellen und Tee eingießen, zum Trinken auffordern.

- Alle Getränke für Frau/Herrn... in einer großen blauen Tasse servieren.
- Frau/Herrn... motivieren, sich das Brötchen selbst zu streichen und mit Käse zu belegen. Pflegekraft macht Handlungsschritte vor, ggf. Unterstützung mit Handführung.
- Frau/Herrn... auffordern, beim Essen den Teller zu drehen.
- Frau/Herrn... anleiten, sich das Getränk selbst in eine große Tasse (nur halbvoll) einzugießen.
- Darauf achten, dass Frau/Herr... bei der Nahrungsaufnahme aufrecht sitzt.
- Nachdem dem Essen bei Frau/Herrn... überprüfen, ob sich Nahrungsreste in den Wangentaschen befinden.
- Frau/Herrn... dazu anleiten, nach dem Essen selbst zu kontrollieren, ob sich Nahrungsreste in den Wangentaschen befinden, diese dann selbst entfernen.
- Zum Kauen und Schlucken auffordern.
- Frau/Herrn... nach der Nahrungsaufnahme noch weitere 30 Minuten aufrecht sitzen lassen.
- Nahrung/Getränke auf die rechte/linke Seite stellen.
- Frau/Herrn... anleiten, mit der Zunge den Mund innen und außen zu reinigen.
- Frau/Herrn... auffordern, mit der Serviette den Mund abzuwischen.
- Darauf achten, dass Frau/Herr... keine krümeligen Speisen isst.
- Darauf achten, dass Frau/Herr... keine Speisen isst, die Fäden ziehen (z. B. Rindfleisch, Spargel).
- Getränke andicken mit ....
- Suppe andicken mit ....
- Angebot von Fingerfood.
- Zum langsamen Essen und Trinken auffordern.
- Frau/Herr... erhält morgens und abends zusätzlich eine Zwischenmahlzeit.
- Frau/Herrn... motivieren, die Zwischenmalzeit zu essen.
- Anreichung aller Mahlzeiten mit hochkalorischem Zusatze.
- Frau/Herr... erhält um 10:00 Uhr einen Sojadrink, zum Trinken motivieren.
- Teekanne bereitstellen, zum Trinken auffordern.
- Getränke eingießen und ans Trinken erinnern.

- Alle Hauptmahlzeiten mit hochkalorischem Zusatz anreichern.
- Darauf achten bzw. Angehörige erinnern, dass Frau/Herr... genügend »Zwischendurch-Snacks« auf Vorrat hat.
- Darauf achten, dass ein gefülltes Glas mit Wasser auf den Nachttisch bereitgestellt ist.
- Vor dem Schlafen eine Tasse warme Milch anbieten. 3

Benutzen einer Toilette/eines Toilettenstuhls/Bewältigung der Folgen einer Harn- und/oder Stuhlinkontinenz sowie Umgang mit Stoma

- Unterstützung beim Transfer vom Bett in den Rollstuhl und auf die Toilette.
- Frau/Herrn... in der Nacht auf den Nachtstuhl setzen (läutet, wenn sie/er auf den Nachtstuhl muss).
- Urinalkondom anlegen.
- Beinbeutel festmachen, anschließen sowie entleeren.
- Katheterbeutel entleeren, ggf. wechseln.
- Entleeren oder Wechseln des Stomabeutels nach Bedarf und Wechseln der Stoma-Platte alle 2–3 Tage.
- Einlagenwechsel und Intimpflege.
- Urinflasche in der Nacht bereitstellen und ggf. ausleeren.
- Frau/Herr... läutet, wenn sie/er auf die Toilette muss, zur Toilette begleiten.
- Bei jedem Kontrollgang mit Frau/Herrn... zur Toilette gehen.
- Unterstützung beim Transfer vom Bett auf den Nachtstuhl.
- Zur Toilette begleiten und bei der Intimpflege unterstützen.
- Frau/Herrn... am Morgen Pants anziehen, kommt dann beim Toilettengang allein zurecht.
- Frau/Herrn... möchte keine Netzhosen für die Einlagen, sondern die Unterhose tragen.
- Darauf achten, dass die Toilettensitzerhöhung angebracht ist.
- VÜ Intimpflege nach Stuhlgang.
- Nach dem Toilettengang darauf achten, dass die Kleidung gut sitzt, nicht drückt, keine Falten wirft.
- Wechsel der Einlagen bei Bedarf nach jedem Toilettengang (Vermeidung langfristiger Kontakt von Urin/Stuhl auf der Haut).

- Auf nonverbale Signale von Frau/Herrn... achten, Toilettengang anbieten, Anleitung beim Toilettengang geben, bei Bedarf Hilfe beim Wechsel der Inkontinenzeinlagen.
- Frau/Herrn... zu festlegten Zeiten zur Toilette begleiten, dazu anleiten, bei Bedarf Wechsel Inkontinenzartikel und Intimpflege.
- Frau/Herrn... Pants am Morgen geben, regelmäßig an den Toilettengang erinnern, nachfragen, ob neue Pants benötigt wird.
- Frau/Herrn... an den Toilettengang erinnern und auffordern, die Einlagen zu wechseln.
- Für Frau/Herrn... sichtbar Inkontinenzeinlagen in Griffweite legen, an den Wechsel der Einlagen erinnern.
- Darauf achten, dass Frau/Herrn... die Inkontinenzartikel nicht in der Toilette entsorgt.
- Darauf achten, dass Frau/Herrn... die Inkontinenzeinlagen nicht auf der Heizung trocknet, diese unauffällig entfernen.
- Frau/Herrn... dazu auffordern, den Einlagenwechsel und eine Intimpflege durchführen.
- Frau/Herr... schmiert in der Nacht mit Kot, Inkontinenzversorgung ruhig durchführen, verbal begleiten, bei Bedarf Pausen einlegen.
- Nutzung des Urinalkondoms zur Nacht, VÜ Anbringung, auf druckfreie Lage des Ableitungsschlauchs achten.
- VÜ Inkontinenzwechsel im Bett, alle 2 bis 3 Stunden, ggf. Intimpflege und Hautschutzsalbe verwenden.
- Katheterbeutel/Ableitung druckfrei anbringen.
- Überprüfen der Katheterableitung regelmäßig ggf. korrigieren.
- In der Nacht auf den Nachtstuhl setzen (Frau/Herr... läutet, wenn sie/er auf den Nachtstuhl muss). Darauf achten, dass Frau/Herr... nicht zu lange sitzt.
- Bettschüssel zur Nacht bereithalten, richtig positionieren, Frau/Herr... soll nicht zu lange darauf sitzen bleiben.
- Frau/Herrn... daran erinnern, für den Toilettengang Hilfe zu holen.
- Durchführung der Toilettengänge zu festgelegten Zeiten.
- Toilettentraining anbieten.
- Darauf achten, dass die Inkontinenzartikel faltenfrei sitzen.
- Urinflasche in der Nacht bereitstellen, ggf. ausleeren, darauf achten, dass diese nicht zu lange angelegt ist.

- Urinflasche gut positionieren (Gefahr von Rötung am Hoden).
- Gewebeschonenden Transfer vom Bett auf den Nachtstuhl mit Frau/Herrn... einüben.
- Auf Toilette begleiten und bei der Intimpflege unterstützen.
- Frau/Herrn... nach dem Frühstück zur Toilette bringen, Intimpflege durchführen; TÜ Kleidungrichten (vor und nach dem Toilettengang).
- Frau/Herrn... anleiten, die Inkontinenzvorlage bei Bedarf nach dem Toilettengang selbstständig zu wechseln.
- Frau/Herrn... anleiten, ggf. mit Handführung, die Inkontinenzvorlage bei Bedarf nach dem Toilettengang selbstständig zu wechseln.
- Frau/Herrn... beim Wechsel der Inkontinenzvorlage unterstützen.
- Frau/Herr... meldet sich, wenn die Pants nass sind, benötigt Hilfe beim Wechsel.
- Frau/Herrn... zu festlegten Zeiten zur Toilette begleiten, darauf achten, dass sie/er mit der Sauerstoffableitung nicht hängenbleiben kann.
- Am Abend, den Toilettenstuhl für Frau/Herrn... am Bett bereitstellen, Weg zur Toilette ist zu anstrengend.

3.5 SIS®-Themenfeld 5: »Leben in sozialen Beziehungen«

Wichtig **Leitgedanken zum Themenfeld 5 der SIS®**

- Mit welchen Menschen steht die versorgte Person in Kontakt?
- Welche Personen sind für ihn wichtig?
- Auf welchen Wegen kommuniziert er (z. B. Telefon, PC, WhatsApp)?
- Welche Aktivitäten kann er selbst gestalten oder wo benötigt er Unterstützung?
- Kann er den Alltag selbst gestalten?
- Besteht die Gefahr der sozialen Isolation?
- Gibt es wichtige Lebensthemen oder besondere Wünsche?

3.5.1 Qualitätsbereiche der QPR stationär

Bereich 3: Unterstützung der Gestaltung des Alltagslebens und sozialer Kontakte

3.2 Unterstützung bei der Tagesstrukturierung, Beschäftigung und Kommunikation

Leitfragen

- Sind die Interessen an Aktivitäten und Gewohnheiten der versorgten Person bekannt?
  Hier ist zu beurteilen, ob
  - im Rahmen der Möglichkeiten der Einrichtung die aktuellen Interessen der versorgten Person in Erfahrung gebracht wurden.

Info
Die Prüfer sollten im Gespräch mit der zu versorgenden Person aktuelle Interessen erfragen und bei der Beurteilung berücksichtigen.

- Wurde mit der versorgten Person (oder ihren Bezugspersonen) eine individuelle Tagesstrukturierung erarbeitet?
  Hier ist zu beurteilen, ob
  - die geplante Tagesstrukturierung individuell an die Wünsche und Gewohnheiten der versorgten Person angepasst wurde,
  - die geplante Tagesstrukturierung z. B. Wach- und Ruhezeiten, Zeiträume für Mahlzeiten und Gewohnheiten der Person in Bezug auf den Tagesablauf beinhaltet.
- Orientieren sich pflegerische Versorgung und andere Hilfen an der individuell festgelegten Tagesstrukturierung und den Bedürfnissen der versorgten Person?
  Hier ist zu beurteilen, ob
  - in der Pflegedokumentation (insbesondere in der Maßnahmenplanung) und den tatsächlichen Abläufen im Lebensalltag eine individuelle Tagesstruktur zu erkennen ist,

- die Maßnahmenplanung den individuellen Bedürfnissen entspricht, soweit diese bekannt sind.

- Erhält die versorgte Person Unterstützung dabei, bedürfnisgerechten Beschäftigungen im Lebensalltag nachzugehen?
  Hier ist zu beurteilen, ob
  - der versorgten Person geplante Gruppen- oder Einzelaktivitäten angeboten werden, die ihren Interessen und individuellen Möglichkeiten entsprechen,
  - die individuelle Unterstützung außerhalb von geplanten Angeboten eine bedürfnisgerechte und den individuellen Fähigkeiten entsprechende Beschäftigung der versorgten Person ermöglicht wird.[16]

3.3 Nächtliche Versorgung

Wichtig

Maßnahmen wie Lagerung, Hilfen beim Toilettengang/Inkontinenzversorgung sowie der Umgang mit Verschiebungen/Umkehrungen des Tag-Nachtrhythmus oder Einschlafschwierigkeiten werden hier einbezogen.

Leitfragen

- Liegt eine aussagekräftige Bedarfseinschätzung und Maßnahmenplanung für die nächtliche Versorgung vor?

Info

Eintragungen in der Pflegedokumentation sind nur dann erforderlich, wenn ein nächtlicher Unterstützungsbedarf besteht.

[16] Vgl. QPR stationär, S. 109

- Wird bei bestehenden Ein- und Durchschlafschwierigkeiten eine darauf ausgerichtete Unterstützung geleistet?

Info
Hierzu gehört auch die Frage, inwieweit eine geeignete Tagesstruktur existiert und die versorgte Person tagsüber in Aktivitäten eingebunden ist.

- Berücksichtigt die Maßnahmenplanung besondere Risikosituationen während der Nacht (z. B. bei Personen mit motorisch geprägten Verhaltensauffälligkeiten)?

Info
Liegt eine solche Risikosituation vor, sollten in der Maßnahmenplanung entsprechend Hinweise (zumindest Hinweise zur notwendigen Beobachtung) enthalten sein.*

*Vgl. QPR stationär, S. 110

3.5.2 Formulierungen

Ruhen und schlafen

- Darauf achten, dass die Notrufglocke für Frau/Herrn... in Reichweite bereitliegt.
- Darauf achten, ob Frau/Herr... zugedeckt ist.
- Darauf achten, dass die Bettdecke keinen Druck auf die Zehen ausübt.
- Frau/Herrn... zum Mittagsschlaf in den Ruhesessel bringen/transferieren, Notrufglocke griffbereit hinlegen.
- Frau/Herrn... fragen, ob sie/er bequem liegt.

- Bei Frau/Herrn... am Abend den Rollladen herunterlassen.
- Bei Frau/Herrn... am Abend das Dämmerlicht in der Toilette brennen lassen.
- Frau/Herrn... am Abend bei Unruhe wieder ins Bett bringen und beruhigen.
- Frau/Herrn... am Abend gegen ... Uhr ins Nachtcafé bringen.
- Bei Frau/Herrn... am Abend zum Einschlafen das Radio einschalten.
- Frau/Herrn... am Abend zum Einschlafen ein Glas warme Milch geben.
- Frau/Herrn... am Abend zum Einschlafen warme Socken anziehen.
- Frau/Herrn... beim Kontrollgang nicht wecken.
- Frau/Herrn... am Abend eine Basale Stimulation® anbieten.
- Frau/Herrn... Mittagsruhe anbieten.
- Darauf achten, dass Frau/Herr... am Tag nicht schläft.
- Frau/Herrn... motivieren, vor dem Schlafengehen Entspannungsübungen durchzuführen.
- Frau/Herrn... vor dem Schlafengehen ein Entspannungsbad anbieten.
- Frau/Herrn... motivieren, am Abend einen Spaziergang durchzuführen.

Sich beschäftigen

- Frau/Herrn... zu den Aktivitäten im Haus bringen.
- Frau/Herrn... über Aktivitäten und Veranstaltungen im Haus informieren.
- Frau/Herrn... über Aktivitäten im Haus informieren, ggf. hinbringen (»nimmt gern an Gymnastik, Singen, Bingo teil«).
- Frau/Herr... geht selbstständig spazieren (Runde ums Haus).
- Ehefrau/Ehemann von Frau/Herrn... kommt jeden zweiten Tag zum Spaziergang (nach Wetterlage) oder Unterhaltung.
- Ehemann von Frau... kommt täglich um 15:00 Uhr und geht mit seiner Frau nach dem Kaffeetrinken in den Garten.
- Mit Frau/Herrn... zusammen die Tageszeitung lesen und darüber sprechen.
- Frau/Herrn... am Freitag um 19:00 Uhr zum Dämmerschoppen begleiten.
- Frau/Herrn... an die Malgruppe erinnern.
- Frau/Herrn... zum Spaziergang begleiten.
- Anleitung zum Tischdecken (Mittagstisch).
- Anleitung zum Blumengießen.
- Anleitung zum Ein- und Ausräumen der Spülmaschine.

- Frau/Herr... nimmt 1x pro Woche an der Kochgruppe teil, daran erinnern, bei Bedarf zur Gruppe begleiten.
- Frau/Herrn... zur täglichen Gymnastik begleiten.
- Frau/Herrn... motivieren, zum Briefkasten zu gehen, um die Post zu holen.
- Mit Frau/Herrn... Erinnerungsbuch ansehen, darüber sprechen.
- Mit Frau/Herrn... Fotoalbum ansehen.
- Frau/Herrn... zur Singgruppe begleiten.
- Frau/Herrn... an ... erinnern.
- Frau/Herrn... Musik (Radio) anbieten.
- Frau/Herrn... aus ihrem/seinem Lieblingsbuch vorlesen.
- Frau/Herrn... an die Teilnahme der 10-Minutenbetreuung erinnern.
- Frau/Herr... nimmt immer am Montag an Bingo teil, daran erinnern.
- Frau/Herrn... nimmt am Kegeln teil, daran erinnern und begleiten.
- Frau/Herrn... eine Handmassage anbieten.
- TV einschalten, Fernbedienung in Reichweite legen.
- Radio einschalten, Fernbedienung in Reichweite legen.
- CD in den Player einlegen, Fernbedienung in Reichweite legen.
- Frau/Herrn... auffordern, laut aus der Zeitung/dem Buch vorzulesen.
- Frau/Herrn... motivieren, Schreibübungen durchzuführen.
- Frau/Herrn... motivieren, Übungen zur Feinmotorik durchzuführen (genaue Beschreibung).
- Frau/Herrn... motivieren, in die Kochgruppe zu gehen, beim Schneiden von Gemüse zu helfen.
- Frau/Herrn... motivieren, an der Singgruppe teilzunehmen.
- Frau/Herrn... motivieren, an der Qigong-Gruppe teilzunehmen.
- Frau/Herrn... je nach Tagesverfassung zum Spaziergang motivieren, Sicherstellen, dass das tragbare Sauerstoffgerät funktionsfähig ist und dass Frau/Herr... das Bedarfsmedikament mitnimmt.
- Frau/Herrn... zur Singgruppe bringen.
- Frau/Herrn... motivieren, für die Wohngruppe die Post zu holen und auszuteilen
- Einzeltherapie für Frau/Herrn... anbieten, z. B. Basale Stimulation®, Vorlesen.
- Frau/Herr... beginnt oft nach dem Frühstück zu rufen. Darauf achten, dass sie/er durch eine zu laute unruhige Umgebung nicht überfordert wird, evtl. Einzelbetreuung sicherstellen.

- Auf Lautstärke im Speiseraum achten, Frau/Herr... verlässt den Raum, wenn es zu laut wird, Radio/TV abstellen.

Interaktion mit Personen im direkten Kontakt

- Frau/Herr... telefoniert täglich, ca. 17:00 Uhr, mit der Tochter (um diese Uhrzeit Frau/Herrn... zum Telefonieren ins Zimmer bringen und Nummer wählen).
- Frau/Herr... benötigt beim Skypen mit der Tochter Unterstützung (mittwochs 20:00 Uhr Verbindung herstellen).
- Telefon bereitlegen und Telefonnummer wählen.
- Frau/Herrn... erinnern, täglich um 18:00 Uhr mit der Tochter zu telefonieren (Frau/Herrn... ins Zimmer bringen, beim Wählen unterstützen).
- Telefon bereitlegen und für Frau/Herrn... Telefonnummer wählen.
- Frau/Herrn... zum Sprechen motivieren.
- Frau/Herrn... bei den Aktivitäten im Haus einbinden, zum Sprechen motivieren.

Kontaktpflege zu Personen außerhalb des direkten Umfelds

- Für Frau/Herrn... PC einschalten und Mailprogramm öffnen, bei Bedarf Unterstützung beim Schreiben.
- Hilfe beim Lesen und Beantworten von Briefen (bekommt wöchentlich Post) für Frau/Herrn...
- Frau/Herrn... an die Beantwortung von Mails erinnern, zusammen mit Frau/Herrn... den PC einschalten, Mailprogramm öffnen, Unterstützung beim Schreiben geben.
- Frau/Herrn... an die Beantwortung/Durchsicht der Post erinnern, Hilfe geben beim Lesen und Beantworten von Briefen (Frau/Herr... bekommt wöchentlich Post).
- Für Frau/Herrn... Termine mit dem ... ausmachen, diese in den Kalender schreiben.

3.6 SIS® Themenfeld 6: »Haushaltsführung, Wohnen, Häuslichkeit«

Wichtig **Leitgedanken zum Themenfeld 6 der SIS®**

- Wie möchte die versorgte Person seinen Wohnbereich gestalten? Benötigt er hierzu Unterstützung? Ist bekannt worauf die versorgte Person bezogen auf sein Zimmer wert legt z. B. Ordnung, Sauberkeit?
- Werden biografische Aspekte miteinbezogen?
- Kann die versorgte Person sich selbst um mitgebrachte Pflanzen oder Tiere kümmern?
- Benötigt die versorgte Person in diesem Zusammenhang Unterstützung bei der Orientierung (Kennzeichnung der Zimmertür)?
- Gibt es Hinweise zu bestimmten Verhaltensweisen im Hinblick auf Hygiene und Sauberkeit (Verwahrlosungs-/Vermüllungstendenzen)
- Welche Ressourcen gibt es?

3.6.1 Qualitätsbereiche der QPR stationär

Bereich 5 »Bedarfsübergreifende fachliche Anforderungen«

5.3 Einhaltung von Hygienemaßnahmen

Leitfrage

Werden in der Einrichtung die grundlegenden Hygieneanforderungen eingehalten?[17]

[17] Vgl. QPR stationär, S. 85

3.6.2 Formulierungen

Wohnen/Häuslichkeit – stationär

- Frau/Herr... benötigt Hilfe beim Aufräumen des Zimmers.
- Übernahme der Blumenversorgung oder Gießen immer montags.
- Frische Wäsche für Frau/Herrn... in den Schrank legen.
- Gemeinsam mit Frau/Herrn... den Tisch eindecken.
- Frau/Herrn... ans Aufräumen des Zimmers erinnern, dabei anleiten.
- Frau/Herrn... zum Abstauben der Möbel bis Augenhöhe anleiten.
- Frau/Herrn... an das Gießen der Zimmerblumen erinnern, dabei anleiten (immer dienstags).
- Zusammen mit Frau/Herrn... die frische Wäsche in den Schrank legen.
- Zusammen mit Frau/Herrn... den Kaffeetisch eindecken.
- Darauf achten, dass das Bett, Nachttisch, TV auf der betroffenen Seite von Frau/Herrn... stehen.
- Alle für Frau/Herrn... wichtigen Gegenstände in Reichweite auf der betroffenen Seite hinstellen.
- Frau/Herrn... beim Aufräumen des Zimmers unterstützen, dabei auf Gegenstände, die auf der betroffenen Seite liegen, erinnern.
- Darauf achten, dass Frau/Herr... keine Essensreste im Schrank versteckt, ggf. entfernen.
- Darauf achten, dass Frau/Herr... keine schmutzige Wäsche im Schrank versteckt, ggf. entfernen.
- Darauf achten, dass Frau/Herr... keine benutzte Einlage auf der Heizung trocknet, ggf. entfernen.
- Darauf achten, dass Frau/Herr... das Zimmer nicht vermüllt, z. B. mit Zeitungen und anderen Gegenständen, ggf. gemeinsam aussortieren und entfernen.
- 2 x pro Woche Kontrolle des Kühlschranks (montags und freitags).
- Täglich im Schrank/Nachtschrank nachschauen, ob Frau/Herr... dort Lebensmittel eingelagert hat, diese rücksichtsvoll entfernen.
- Frau/Herrn... ermutigen, am Abend die Wäsche für den nächsten Tag auszusuchen und auf dem Stuhl bereitzulegen, loben.
- Mit Frau/Herrn... gemeinsam freitags den Vogelkäfig reinigen.
- Darauf achten, dass Frau/Herr... ihre/seine Katze richtig versorgt, ggf. unterstützen.

3

Literatur

Beikirch E, Nolting HD, Wipp M (2017): Dokumentieren mit dem Strukturmodell. Grundlagen – Einführung – Management. 2. Aufl. Vincentz Network, Hannover

Deutsches Netzwerk für Qualitätsentwicklung in der Pflege (2011): Expertenstandard Schmerzmanagement in der Pflege bei akuten Schmerzen. 1. Aktualisierung 2011 einschließlich Kommentierung und Literaturstudie. Osnabrück: Hochschule Osnabrück.

Deutsches Netzwerk für Qualitätsentwicklung in der Pflege (2013): Expertenstandard Sturzprophylaxe in der Pflege. 1. Aktualisierung 2013 einschließlich Kommentierung und Literaturstudie. Osnabrück: Hochschule Osnabrück.

Deutsches Netzwerk für Qualitätsentwicklung in der Pflege (2014): Expertenstandard Förderung der Harnkontinenz in der Pflege. 1. Aktualisierung 2014 einschließlich Kommentierung und Literaturstudie. Osnabrück: Hochschule Osnabrück.

Deutsches Netzwerk für Qualitätsentwicklung in der Pflege (2015): Expertenstandard Schmerzmanagement in der Pflege bei chronischen Schmerzen. Kommentierung und Literaturstudie. Osnabrück: Hochschule Osnabrück.

Deutsches Netzwerk für Qualitätsentwicklung in der Pflege (2017): Expertenstandard Ernährungsmanagement zur Sicherung und Förderung der oralen Ernährung in der 1. Aktualisierung 2017 einschließlich Kommentierung und Literaturstudie. Osnabrück: Hochschule Osnabrück.

Deutsches Netzwerk für Qualitätsentwicklung in der Pflege (2017): Expertenstandard Dekubitusprophylaxe in der Pflege. 2. Aktualisierung 2017 einschließlich Kommentierung und Literaturstudie. Osnabrück: Hochschule Osnabrück.

Deutsches Netzwerk für Qualitätsentwicklung in der Pflege (2018): Expertenstandard Beziehungsgestaltung in der Pflege von Menschen mit Demenz. Osnabrück: Hochschule Osnabrück.

GKV & MDS (2019): Richtlinien des GKV-Spitzenverbandes für die Qualitätsprüfung in Pflegeeinrichtungen nach § 114 SGB XI – vollstationäre Pflege. Essen.

Hecker T, Rasek J, Molderings S, Krebs EM (2019): Praxisratgeber. Die strukturierte Informationssammlung (SIS®). 2., akt. Aufl. Schlütersche Verlagsgesellschaft, Hannover.

Hellmann S, Rößlein R (2017): Praxisratgeber: Von der SIS® zur Maßnahmenplanung. Schlütersche Verlagsgesellschaft, Hannover.

MDS & GKV (2019). Richtlinien des GKV-Spitzenverbandes für die Qualitätsprüfung in Pflegeeinrichtungen nach § 114 SGB XI vollstationäre Pflege. Fachinformation. Die neuen Qualitätsprüfungen in der vollstationären Pflege. Essen.

MUG (Maßstäbe und Grundsätze für die Qualität, die Qualitätssicherung und -darstellung sowie für die Entwicklung eines einrichtungsinternen Qualitätsmanagements nach § 113 SGB XI in der vollstationären Pflege vom 23. 11. 2018, zuletzt geändert in Anlage 3 am 30. 07. 2019), im Internet: https://www.mds-ev.de/aktuell/aktuelle-meldungen/2019-10-30.html

Register

Pflege
PRAXIS

Das neue Duo: SIS® und BI

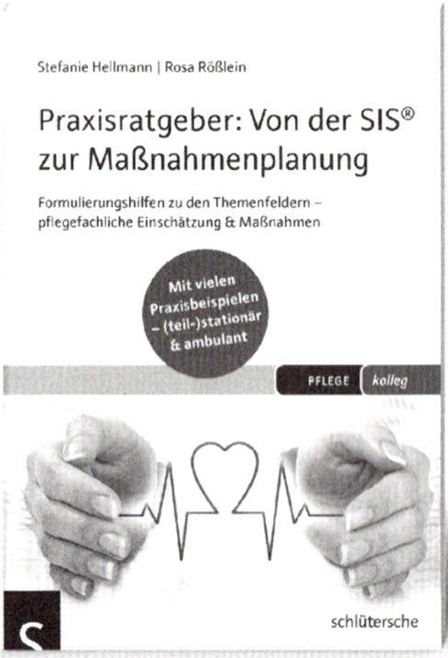

Stefanie Hellmann I Rosa Rößlein

Praxisratgeber: Von der SIS® zur Maßnahmenplanung

Formulierungshilfen zu den Themenfeldern – pflegefachliche Einschätzung & Maßnahmen

144 Seiten, Softcover
ISBN 978-3-89993-398-7
€ 24,95

Auch als E-Book erhältlich

- Strikt praktisch: die Maßnahmenplanung mit Formulierungstipps
- Konsequent teamorientiert: Schreiben für den Pflegeprozess
- Immer individuell: Von der Aussage zur Formulierung
- Mit vielen Praxisbeispielen – (teil-)stationär & ambulant

»Ein Nachschlagewerk für alle Pflegekräfte in der ambulanten, stationären und Tagespflege.«

Stefanie Hellmann

Änderungen vorbehalten.

buecher.schluetersche.de pflegen-online.de